恩泽留韵

恩泽医局旧址保护利用创新之路

台州恩泽医疗中心（集团）编

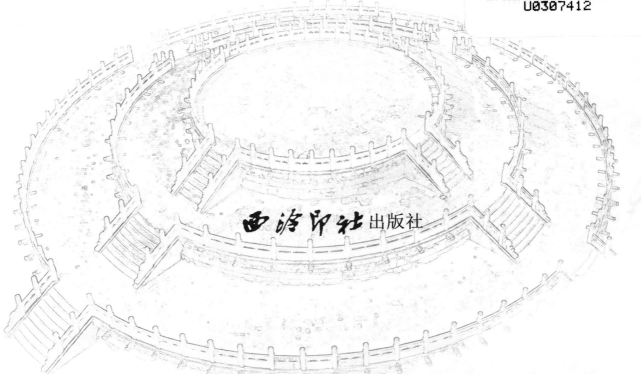

西泠印社 出版社

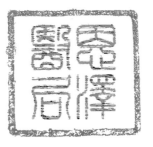
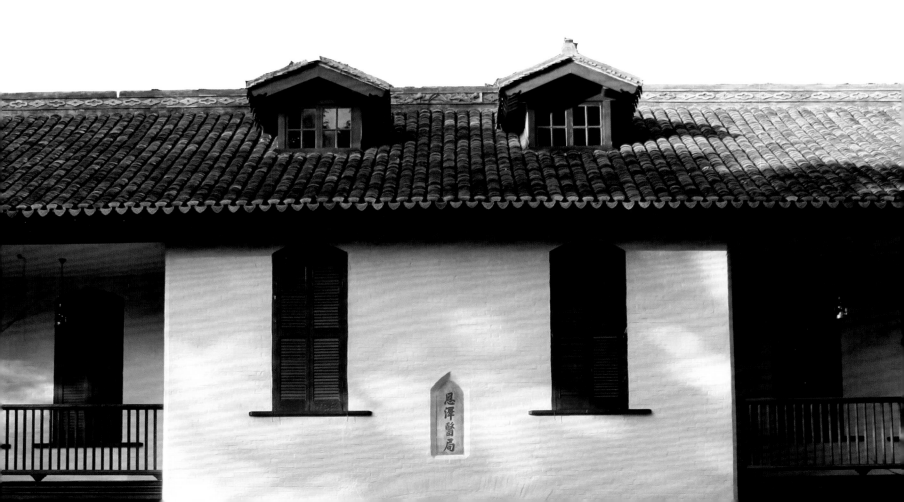

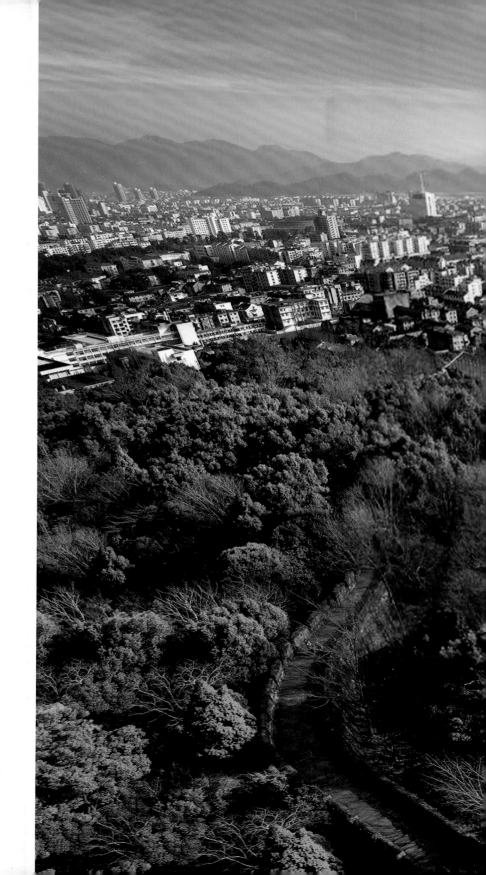

望天台鸟瞰（红框处即恩泽医局旧址所在，望天台正前方巍峨
高楼即台州医院病疗大楼）

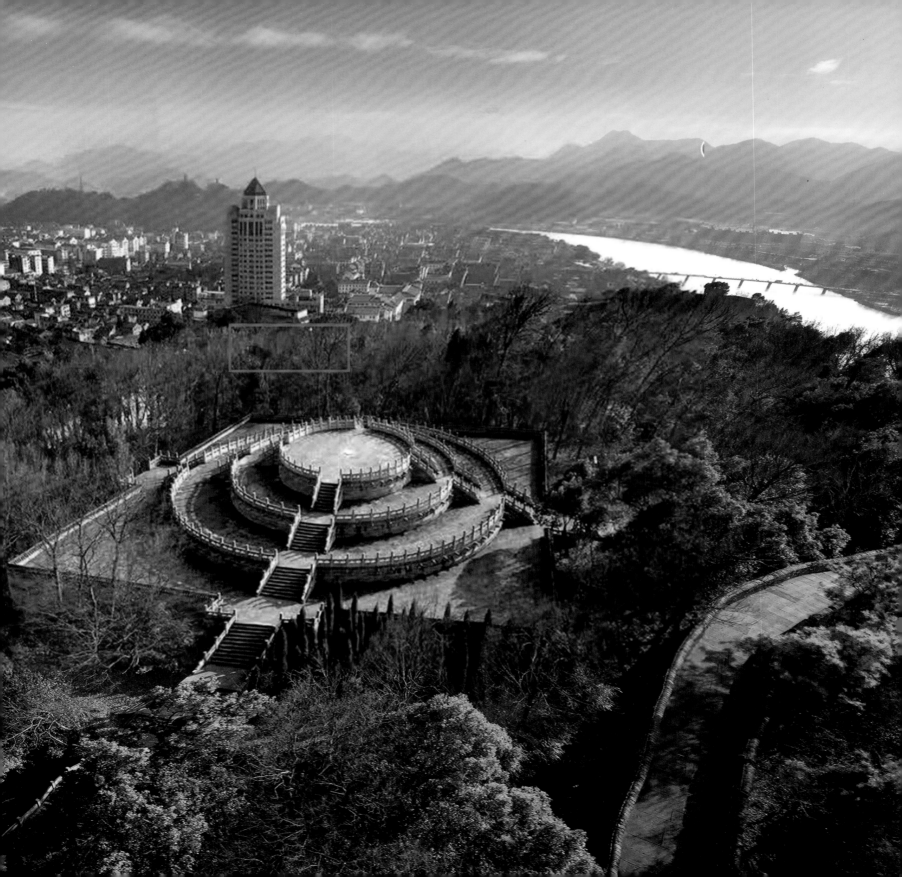

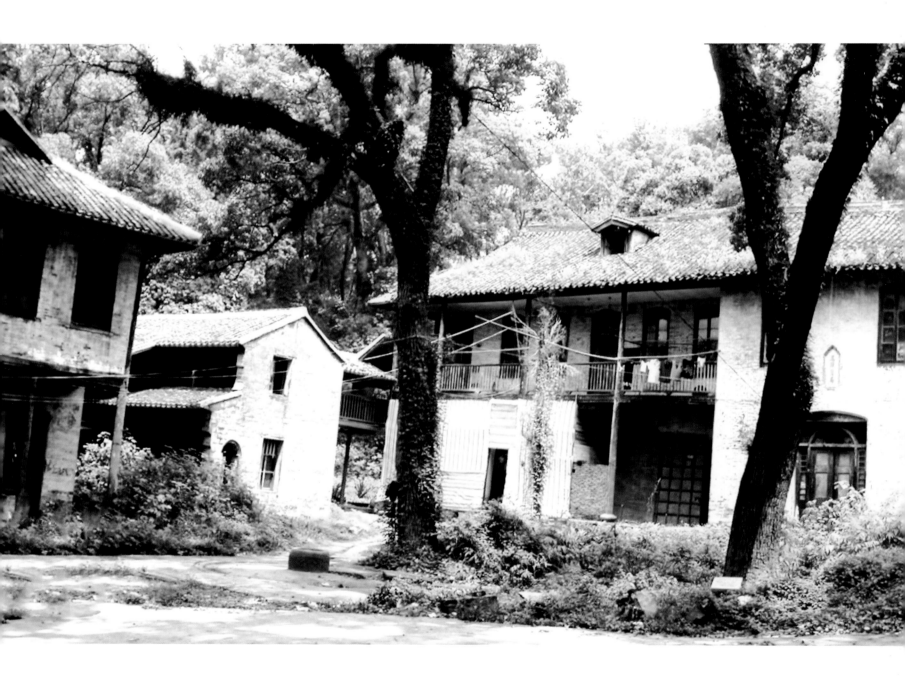

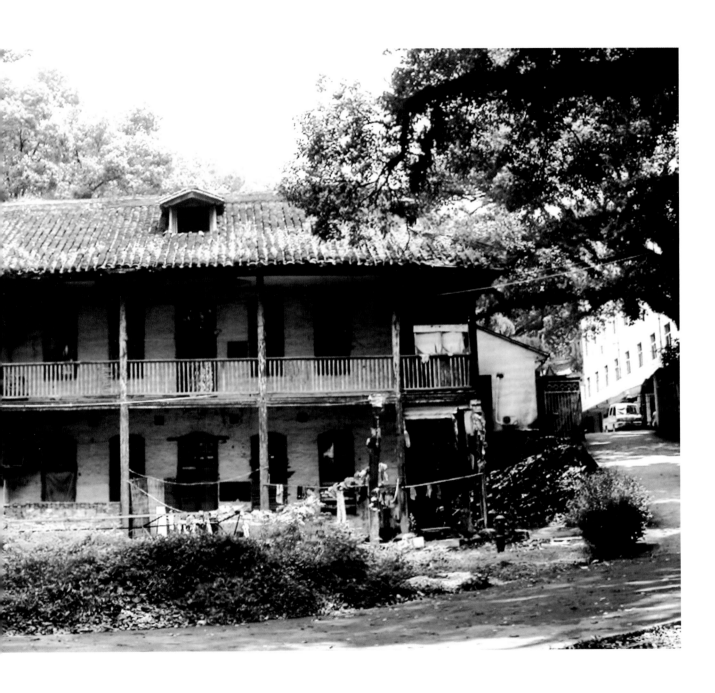

恩泽医局旧址
（文工团宿舍时期）

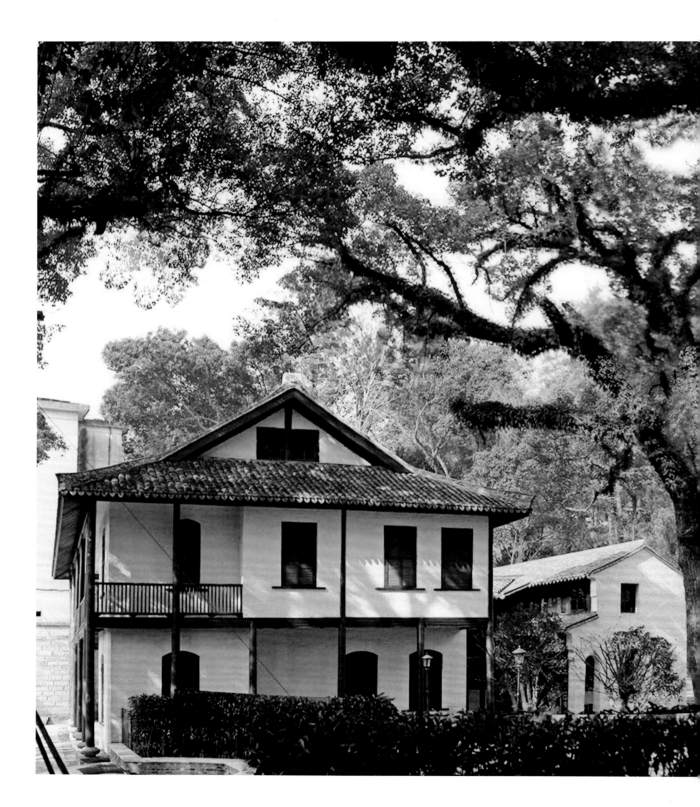

修葺一新的恩泽医局［从左至右依次是清气院、附楼（学生宿舍）、养病院］

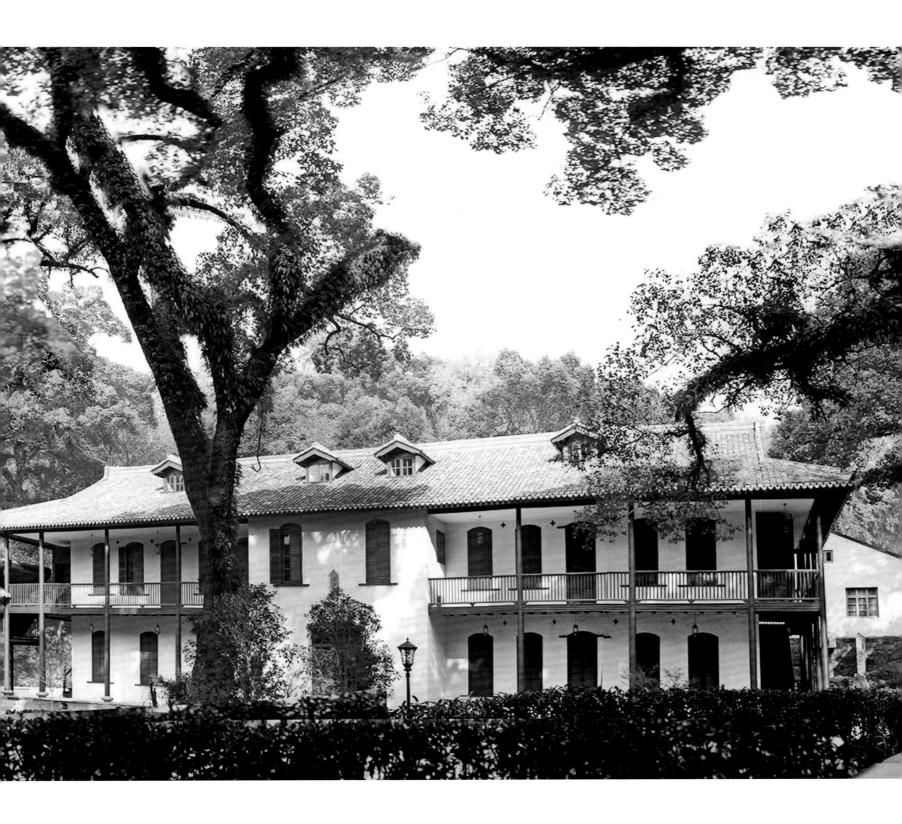

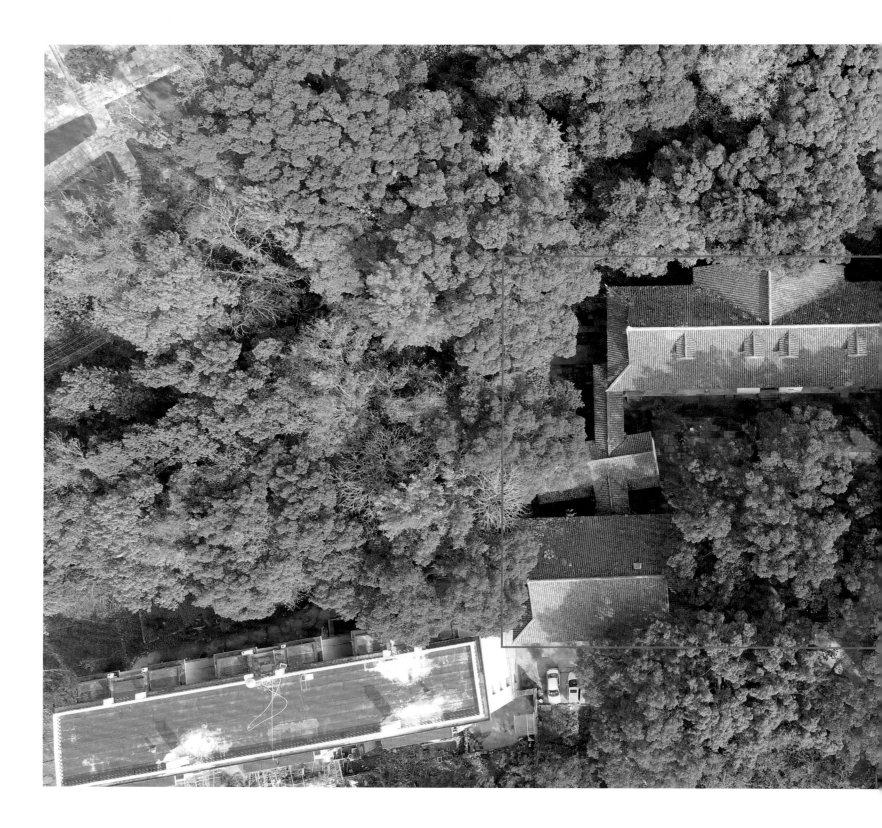

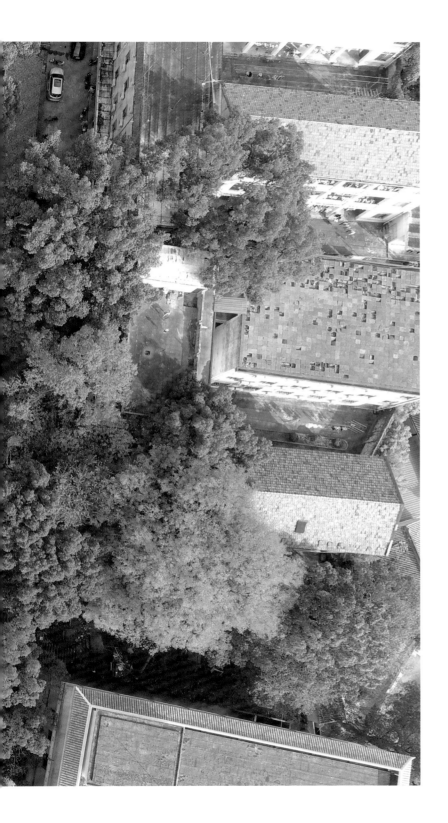

恩泽医局旧址航拍

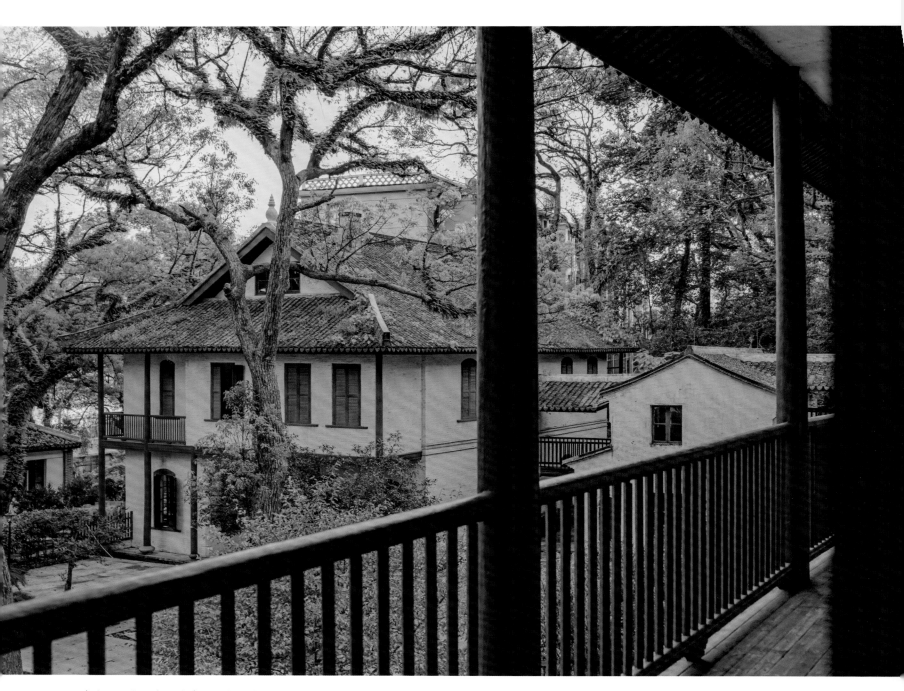

从养病院阳台长廊处看清气院与附楼

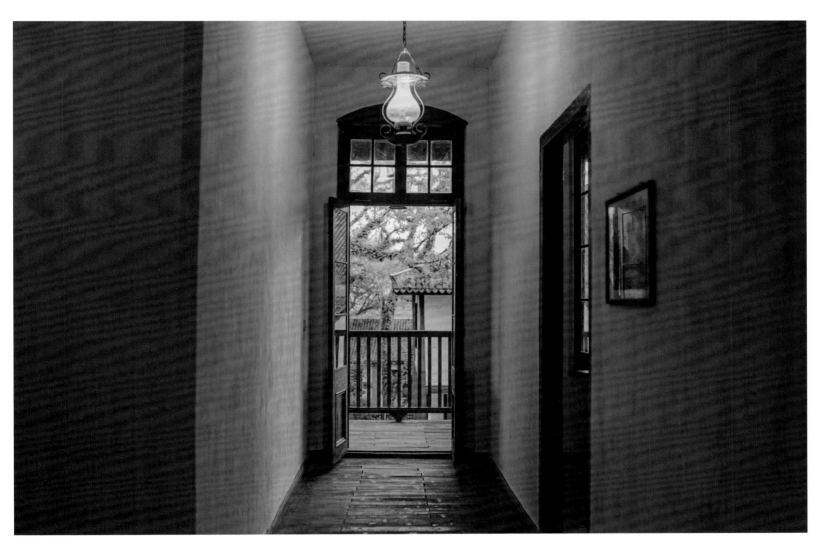

养病院室内廊道一景

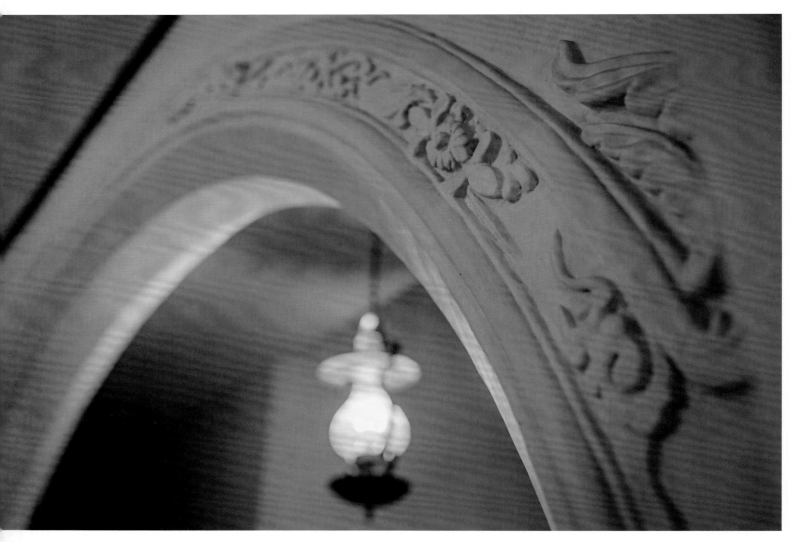

清气院拱门蛎灰雕饰

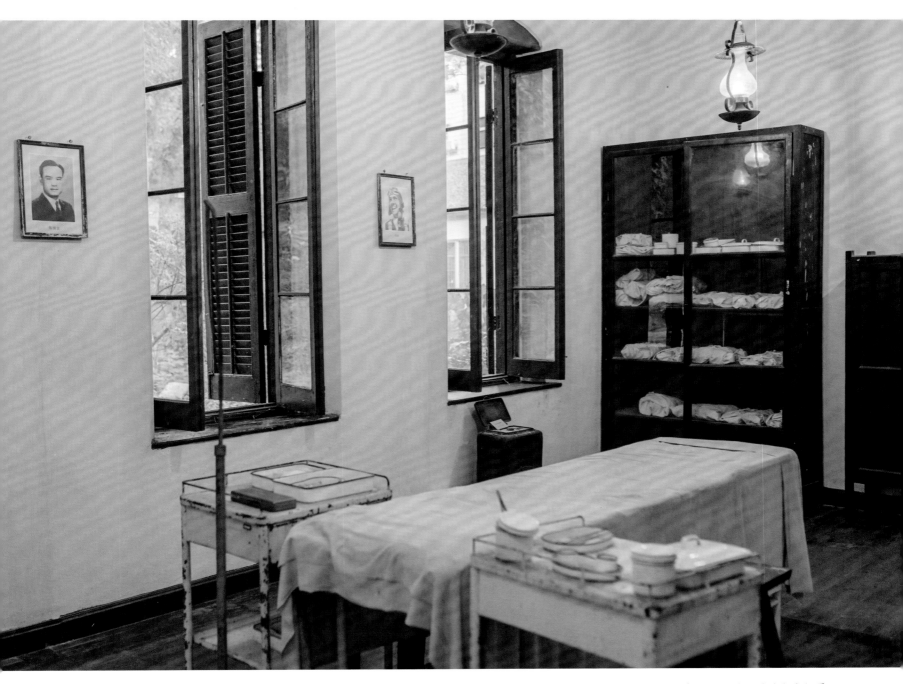

复原的恩泽医局手术室场景

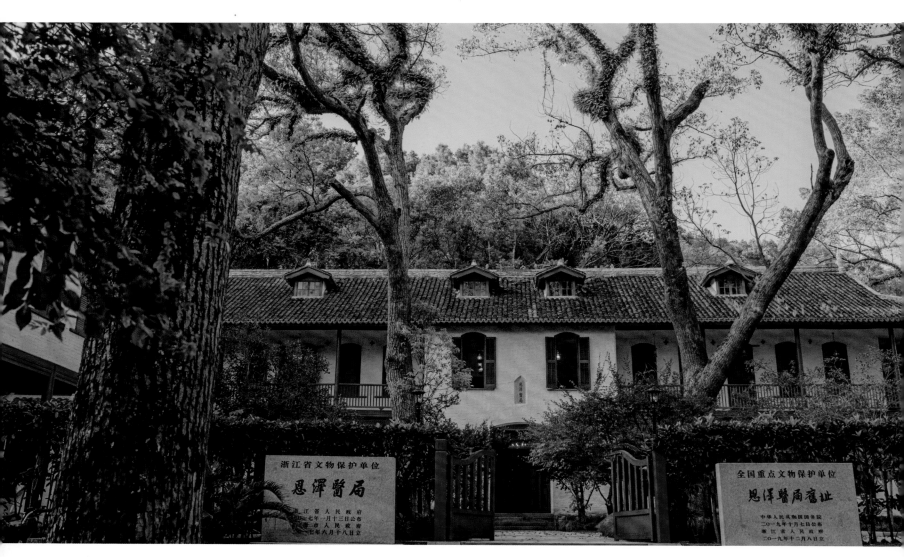

2017 年 1 月，恩泽医局成为"浙江省文物保护单位"；2019 年 10 月，恩泽医局旧址成为"全国重点文物保护单位"。

序

　　"台山清淑之气，团结于北固。北固轩爽之区，钟会于小桃源。小桃源者，可以养心，可以养病。"这是陈省几先生对恩泽医院方位气场的赞誉（《恩泽医院记》）。清光绪二十七年（1901），在北固山小桃源，恩泽医局正式落成，成为台州西医的发源地，也是百廿恩泽的发祥地。

　　在历史长河中，恩泽医局屡次罹难。民国壬申年(1932)，由于白明登归国多年，恩泽医局处于风雨飘摇之中，西人曾计划将此建筑群整体出售，或许医局将从此消失。于是陈省几先生毅然决定购院续办，建筑物才得以完整地保存下来。1951 年，恩泽医院赠予政府，并与省立台州医院合并改称"台州医院疗养部"。1969 年，疗养院停办，该房产悉由台州文艺工作团用作职工宿舍。至 2003 年，恩泽建筑物因年久失修而破烂不堪，内部户坏门破、梁断顶陷，外部井淤水塞、杂草丛生，整个建筑岌岌可危。该建筑物的抢救性保护迫在眉睫，刻不容缓。时年 7 月，我特起草文稿向台州市政府做了专题报告，得台州市政府重视并颁发〔2003〕59 号文件，明确恩泽古建筑群使用权归属台州医院，并定位恩泽医局"集纪念、景观、教育于一体，修复和保护十分必要"。于是立即启动抢救性保护工作。同时，与原十七户住户商谈搬迁补偿工作。至 2011 年，完成对该文物全面的文保级维修。之后，相关史料不断地充实完善。从 2003 年破烂不堪的濒危建筑到 2019 年的全国重点文物保护单位，恩泽医局旧址的保护与利用之路，是一条融合了初心、仁心、匠心的传承发扬之路。就保护而言，我们兼顾了恩泽医局的物质和非物质文化的保护；就利用而言，我们物尽其用，合理组织，尽可能发挥旧址的多元功能。无论是从保护修缮还是从合理利用的角度来说，恩泽医局旧址的保护理念、保护过程和保护故事都值得梳理和记录。

　　岁月不居，日月如流。台州恩泽自诞生以来，已有一百二十年历史。恩泽医局旧址建筑群，伴随着全国重点文物保护的脚步，承载了台州恩泽、台州西医，亦是全国罕见的清晚期西式医院的历史、医学、建筑、人文等资源价值，理应进一步挖掘和梳理。《恩泽留韵》一书，以此为旨，是一本融恩泽医局旧址保护过程、心得经验、保护故事的"图文书"，既可作为保护利用经验成果的"展示之书"，又可作为讲述旧址保护修缮利用的"故事之书"。

　　知往鉴今，以启未来。长路未尽，传奇未尽，恩泽将为百姓书写"养心、养病、延年"的新华章。

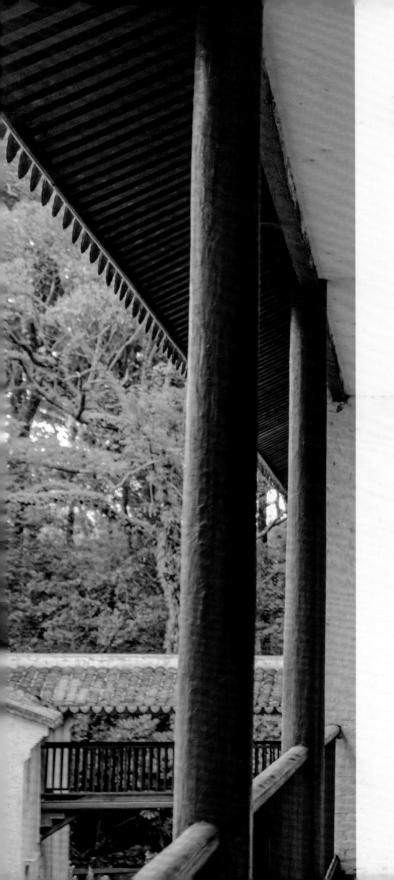

目录

第一章　栉风沐雨
　　　　百年掠影

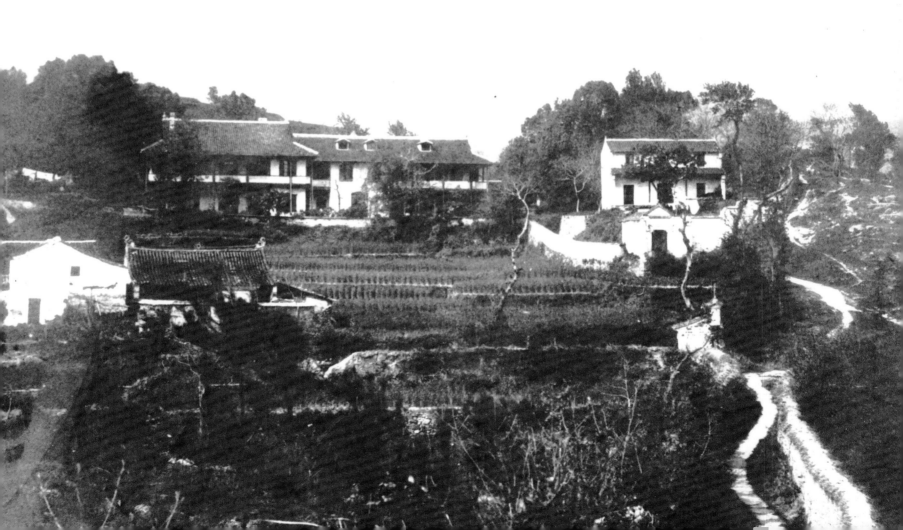

好鸟歌　陈省几　丁丑年三月十八日

禽之良者能择木，况能择地良为优。
可以人而不如鸟？我对好鸟思悠悠。
忆昔英人白医士，传道医病来台州，
手创医院名恩泽，风景设备罕与俦。
欧洲战祸初爆发，医士徇国无复留，
医务停顿六七载，西人会议期出售。
我时寄迹杭广济，闻之恻恻为隐忧，
星夜驰书求续办，西人欣然嘱接收。
院中随处花木稠，忽闻林间鸟声巧，
不止霄木叫钩辀。
翘首独立仔细看，询与常鸟不相侔，
翻身轻巧如春燕，毛羽紫润如油。
雌者尾长约二寸，雄者尾长一尺修，
双双飞舞绿荫里，声音色相皆兼优。
为问此鸟何年至？俱云从未接其眸，
继问此鸟何处有？俱云他山不可求。
时时栖迟医院内，不飞外地稍逡巡，
九秋天气渐渐冷，方才将子托南檐。
比之明年三月半，又闻此鸟鸣枝头，
四邻来看踵相接，谓胜关雎在何洲。
年之注来不失候，与我契宜最相投，
无从可知其名字，即以好鸟相对讴。
岁逢龙蛇遭厄运，次年好鸟双双至，
变做雪衣如白鸥，我每见之泪交流。
春去秋来共三载，似有诸儿宿蚍蜉，
院中同事称奇绝，惊知此鸟不祥兆。
辛未夏间狂风雨，巢覆二雏付蚍蜉，
惊知此鸟不祥兆，果然两俚化骸骷。
壬申平地水波起，西人轻信谗言谋，
决议医院重出卖，医院危如不扎舟。
洪涛骇浪经二载，有时得见好鸟在，
有时不见好鸟游。
我本维持医院志，向之购置计熟筹，
好鸟为我不胜愁，常常翱翔林之幽。
年来我所遭遇事，好鸟仍旧欣栖止，
因此关心日益切，多方爱护恐勿周。
今年转瞬春将去，好鸟暗为卜吉休，
频临小阁阅林丘，惟愿好鸟及早回。
今晨我睡犹未醒，诸儿高呼快下楼，
报道好鸟今已转，免我双目望昏瞀。
我见好鸟大欢喜，不觉高歌出咽喉，
惟祝好鸟岁岁在，与此医院共千秋。

后记：民国三十四年，闽寇退，我苑守医院不去，嗣驻斗蟑寺兵，军官疑美人无线电台设院内，又恨我医治美国受伤兵行员，迫我到其营有意为难，瞥见案上有许多系我书条幅，是必该军官来时取去，询我姓名色遂和缓。二十九日拂晓，始准我归院，并乞回此卷。噫，我此次得以脱险，虽藉天父护佑，然此卷若护身符，书此以留念。

相强，想该队长官在斗蟑寺时曾见过此卷。

峥嵘年代：恩泽医局时期（1901—1950）

有着亿万年的山海、千百年的州府，临海这座小城河山灵秀，代毓人文，一木一隅，奇秘如诗，无不散发着通达典雅而融洽自得的古韵气质。

坐落于临海城关北固山麓的全国重点文物保护单位——恩泽医局旧址，自清末（1901）创立至今，已历经一百二十个春秋，成为临海古城厚重历史文化底蕴中的一抹鲜明印记。而其间往事亦似梦如幻，延展未来，传奇不尽。

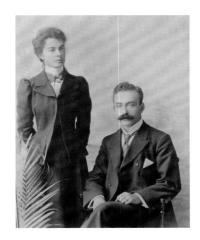

白明登夫妇

望天台南麓的小桃源

1898 年 5 月，台州府城炭行街（今临海紫阳街南段）来了一位特别的陌生人。他嘴唇上方蓄着浓密的胡须，身穿黑色西装，头戴礼帽，拿着手杖，是西方绅士的标准打扮。他的汉语并不流利，但与人交流时总是彬彬有礼的。

"我叫白明登，从遥远的英国来。"他自我介绍，"我是一名医生。"

白明登在街上一处诊所住下，很快，他就与周边百姓打成一片。

时值清代末期，近代西方的医疗技术伴随着西方列强的枪炮声传入中国。然而起初，国人对西方医疗的诊疗方法并不太接受。清光绪六年至二十六年（1880—1900），英国基督教圣公会传教士兼医生希金（Dr. Hickin）和韩涌泉，先后在炭行街和板巷口（今临海继光街北段）开办诊疗所行医，经过 20 年的潜移默化，当地人才渐渐接受了西医。

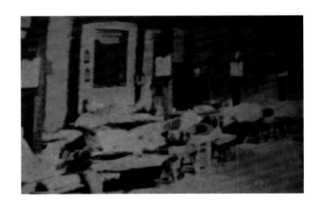

炭行街行医场景

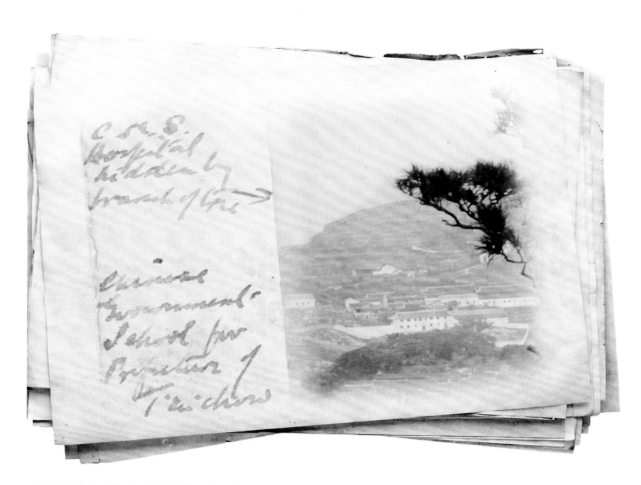

白明登为恩泽医局选址拍摄的望天台远景及说明笔记

19世纪末，简陋的诊疗所已不能满足各个阶层患者住院静养的需求，白明登遂向清政府、教会提出申请建立医院，并将院址选于北固山望天台南麓。这里有着深厚的文化底蕴。元末方国珍占据府城，建国称王，在北固山峰筑坛祭天，人称望天台。望天台下面有一片开阔地，"春则桃花满园，望之如锦"，世人称之为"小桃源"。明朝凤阳巡抚王宗沐在此构筑龙阳山房和畸园，同科状元秦鸣雷晚年常来此"杖履优游"。此地后由宗沐三子、福建巡抚王士昌等人继承，清代礼部侍郎齐召南曾在此"观测星象"。在这里建医院，环境幽静，得天独厚。

诚如陈省几在《恩泽医院记》中所言："台山清淑之气，团结于北固。北固轩爽之区，钟会于小桃源。小桃源者，可以养心，可以养病。西土白苹登医师，建设医院于其中。规模宏大，点缀名山，福寿人民，非偶然也。"

白明登夫妇对选址颇为满意，白明登夫人在日记中写道："我们到台州府的第一印象就是古塔，一条美丽的江水围绕着台州府。望天台山上，是英国圣公会的大院子，也是我们希望建筑新院舍的地方！望天台山（Heaven Platform），顾名思义是最靠近天堂的地方，我们没有为这座山改名——因为这个名字最符合我们医院的使命与定位！"

台州首家西医院诞生

经过沟通与协商，原主人终于将这块地卖给了

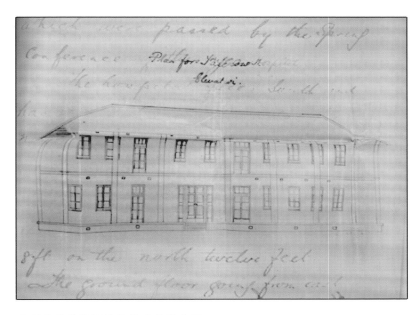

白明登设计的恩泽医局建筑图手稿

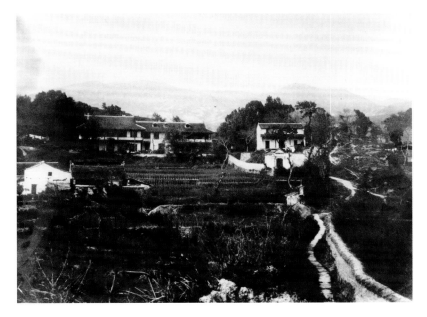

恩泽医局远景

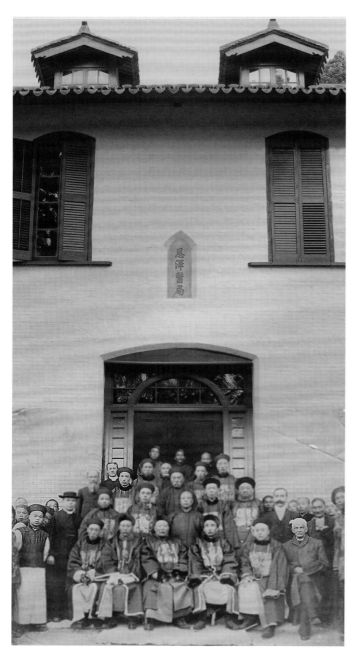

恩泽医局落成日合影（二排右二为白明登）

白明登。随后，白明登亲自设计了医院的草图。在他的构想中，新医院要有住院部、高档病房，要具备医校的功能，还要有一座容纳百人的礼拜堂……

建医院需要高昂的资金。白明登写信给英国的家人与同仁，进行社会募捐。台州府官员与圣公会华中地区教会也鼎力相助，共筹得善款 6500 美元。

1901 年春，医院主楼"养病院"建成。白明登为医院取名"恩泽医局"。开诊当天，台州知府张琳、临海知县毕贻策、圣公会华中地区教区首任主教慕稼谷（George Evans Moule）等人悉数到场。在新落成的医局门口，众人合了影。至 1905 年，清气院、学生宿舍楼、绿阴深处、风月居等建筑先后建成。白明登在日记中写道："开业典礼鼓舞人心，当地官员均着官袍，足见他们对我们所做的工作的赞赏。"

"恩泽"成为当时与杭州"广济"、宁波"仁泽"齐名的圣公会浙江教区医院。正如一份上苍赐予台州的厚礼，这所台州历史上首家西医院在一百二十年的时光中服务着台州百姓，传承着健康与希望。

白明登的医疗团队，先后交替加入了布朗尼医生（B. S. Browne）和彼迪医生（J. C. P. Beatty）夫妇，还有中国的莫医生、唐小姐、两个医学生、一名本地传教士和一些勤杂员工。他们共同救治了无数患者。

1916 年，白明登被召回英国，在部队担任军医。第一次世界大战后，他因健康原因不能再胜任跨国医疗工作，但他无时无刻不想念着中国的朋友们，以及他倾注多年心血的恩泽医局。1935 年，白明登在英格兰莱斯特去世，享年 63 岁。

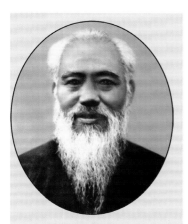

陈省几

字闪日，号身寄，1885
年生，浙江天台人。少年时，
跟一老道士在天台山桃源
洞读经，后在私塾教书。
20岁那年，他辞教赴杭州，
在西湖边以代写书信、画
画谋生。第二年，恰逢杭
州广济医校的校董陪客游
西湖，见陈省几写得一手
好字，且聪颖好学，便邀
请他进入广济，以抄写医
学讲义为业。过了两年，
他以半工半读的方式就读
于广济医专，五年后毕业，
留校担任校医，兼任浙江
政法学校的国文教师。校
友对他的评价是"极慈善
耐劳""热心医道"。

陈省几斥巨资购恩泽医局

白明登离开后的几年间，恩泽医局由斐约韩、金丕恭、金养泉三人前后主持。但因种种原因，医局入不敷出，患者骤减，开诊也时断时续。1919年，医局彻底停办。

按照当时情况，隶属圣公会的医院一旦经营不善，就会面临两条路：或是出售给其他教会医院；或是关门大吉，卖作他用。

正当恩泽医局处"危急存亡之秋"时，一位古道热肠的医生出现了，他就是陈省几。

得知恩泽医局将停办，或出售，陈省几很是着急。"医院与我无关，可我不忍心看到这个'济人仁迹'从此飘摇。"他写信给中华圣公会浙江教区，请求续办医局，并毛遂自荐以负责医局事务。这个提议，获得教会首肯。

陈省几后来在《好鸟歌》中如此叙述当时情形："医务停顿六七载，西人会议期出售。我时寄迹杭广济，闻之恻恻为隐忧，星夜驰书求续办，西人欣然嘱接收。"

民国九年（1920）前后，教会先后指派陈剂平、陈省几前来管理医局。民国十四年（1925），陈剂平病故，医局悉由陈省几经营管理。此时，他担负起了诸多社会责任，譬如专设戒烟（鸦片）病房，收容患者，自制戒烟丸，免费为毒瘾患者治疗。流脑、霍

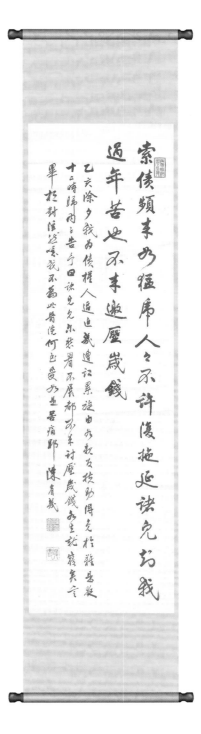

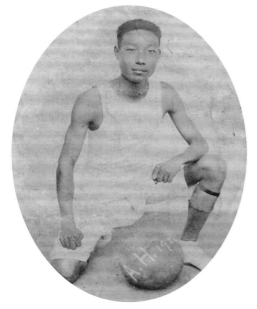

年轻时的陈剂平

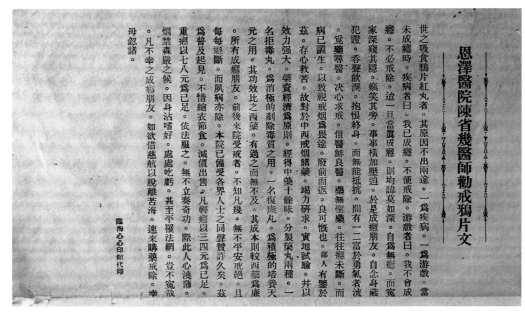

陈省几劝戒鸦片文

乱等流行时，恩泽医局为百姓提供义诊。

　　经过陈省几等人的数年经营，恩泽医局患者日益增多，以至于常有人手不足的状况。陈省几适时恢复医校，设置医士、助产士、护士等专业，对外招收学员，以扩充团队力量。设定医科学制为五年，护士学制为两年。

　　然而，就在恩泽医局重新回到良性发展轨道时，1932 年发生了一场风波。《好鸟歌》如是写道："壬申平地水波起，西人轻信谗言谋，决议医院重出卖，医院危如不扎舟。"教会竟然计划重新出售恩泽医局，卖给富商做别墅。陈省几听到消息后，立即找到中华圣公会浙江教区会督高德斯，表示自己愿意购置医局产权。双方协商后，签订合约，确认医局作价计银圆两万，先交付一万，余款在翌年 7 月底付清（由于经费困难，实际上直到 1940 年才付最后一笔）。

　　买下恩泽医局产权后，陈省几改"医局"为"医院"，因为当时院内已有 10 个科室、50 名工作人员，算得上民国时期规模较大的西医院。

　　但为了那笔一万元的余款，陈省几多方借贷，每到过年被债主追讨，最为难熬。他曾直言"我不为此医院，何至受如是苦痛耶"，甚至作诗记录了当年的困境："索债频来如猛虎，人人不许复拖延，诸儿知我过年苦，也不来邀压岁钱。"

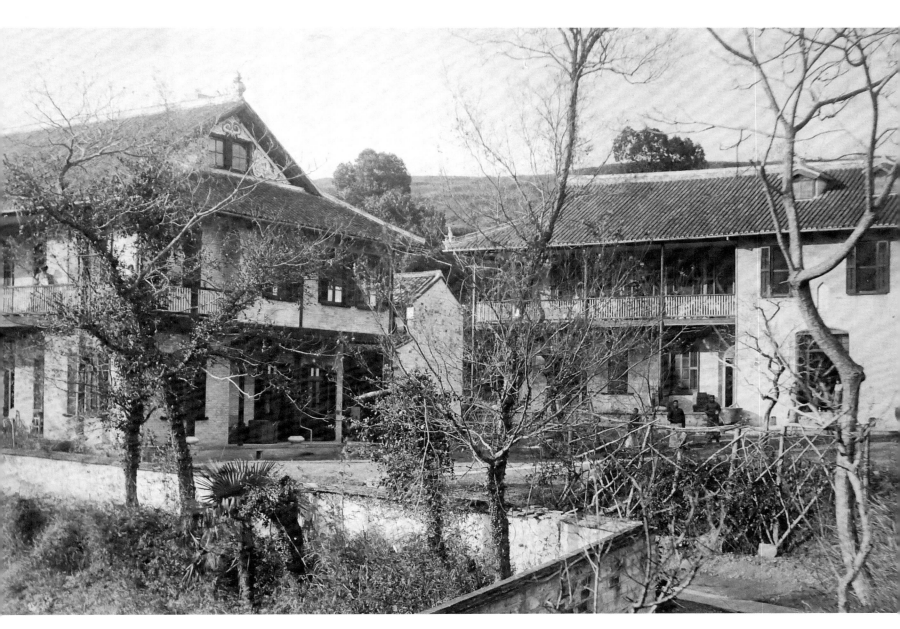

恩泽旧影（疗养院时期）

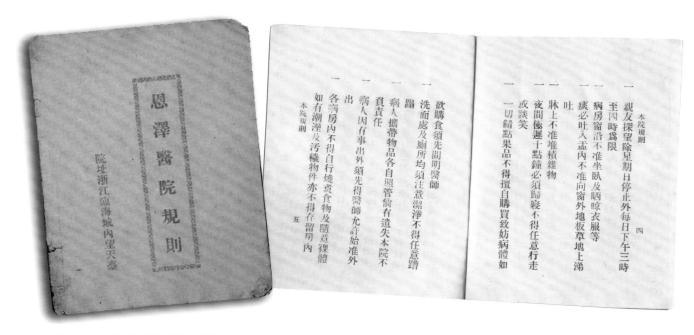

陈省几制定的《恩泽医院规则》

从 1932 年到 1940 年，陈省几共向圣公会支付 15600 元大洋。教会念陈省几确实艰难，减免了剩余费用。最后一张收款凭据写道：

"收到陈省几医师 700 元，是恩泽医局的最后一次付款，十分感激。浙江省圣公会代表马利亚，1940 年 11 月 7 日。"

小桃源里的"森林医院"

陈省几购得医院产权后改局为院，制定规章制度，编印《恩泽医院记》小册子，并亲自作序。陈省几还撰写了一篇文言散文——《恩泽医院记·序》，这为后人畅想当时医院风景环境、建筑布局以及设备情况等提供了依据。更有趣的是，这篇不到 700 字，字字珠玑、丹青妙笔的佳作，竟还有一份贴切精准、妙笔生花的同名英文文章。

陈省几在《恩泽医院记》中这样描写医院周围的自然环境："至若四时风景，春则桃花满园，望之如锦；夏则绿阴遍地，随处生凉。自秋而冬，遍山红叶，佳趣转多。加以院外高冈环抱，暖风时至，不知为冬也春者。"

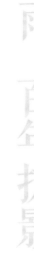

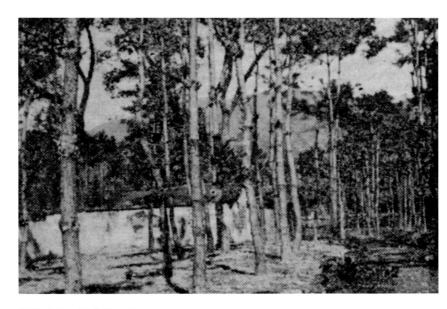

恩泽医局四围森林一隅

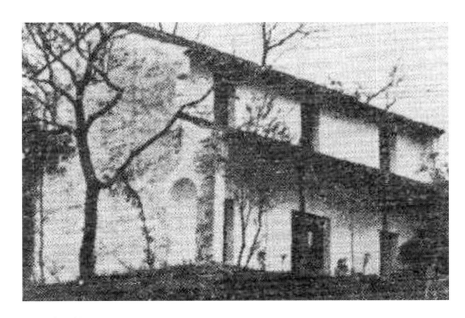

风月居旧影

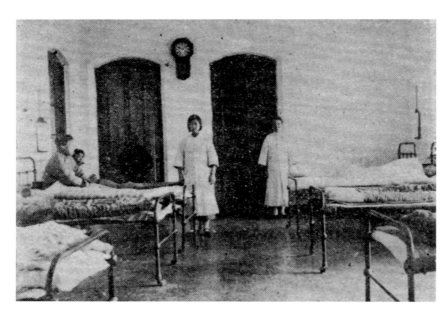

女外科病室

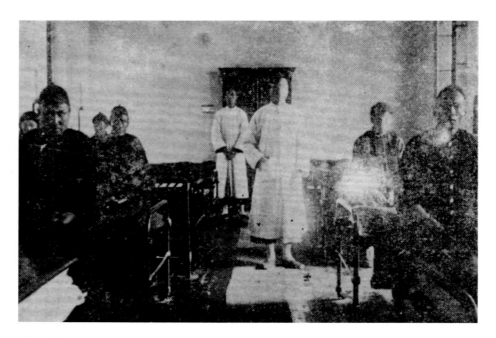

男内科病室

恩澤醫院記　　陳省幾

台山清淑之氣。團結於北固。北固軒爽之區。鍾會於小桃源。小桃源者。可以養心。可以養病。西土白藐督師。建設醫院於其中。規模宏大。點綴名山。福壽人民。非偶然也。院中分男女病房各二。特別房四。設卧榻五十餘。而大手術室。小手術室。門診室。調劑室。藥棧房。病理室。亦在其間。居中則為禮拜堂。高明闊大。可坐二百餘人。右邊建清氣院。有特別頭等房各五。設卧榻二十餘。旁建課堂。及學生寢室。左邊建屋二座。一曰綠陰深處。為院長住宅。一曰風月居。為醫師住宅。內花園五。草地三。足資消遣。夜間電燈齊明。窗棂玻璃光線。自樹林中出。與月色互相照耀。幾疑水晶宮殿。落在人間。甚美觀也。望之如錦。夏則綠陰遍地。隨處生涼。自秋而冬。遍山紅葉。佳趣轉多。加以院外高岡環抱。暖風時至。不知為冬也。春者。門外左旁。一座小山。巖石高低。如列几席。小坐片時。頓忘塵事。院後望天臺。為本城之少祖山。曉起登望。旭日初升。五光十色。變幻無端。俄而江風微扇。烟霧隨收。靄靄。不見片瓦。則萬家鱗宇。瞭如指掌。傍晚遠眺。靈江歸帆片片。雁陣行行。一色水天。尤足豁人胸臆。大凡風景之區。類在深山窮谷。欲求如本院伯城市山林之中。有若是之風景。誠不可多得。故古人評台州風景。以本院為最名勝處。名為小桃源。洵不諱也。雖然。武陵之桃源。後人莫可問津矣。而本院房屋裝飾如是之美麗。風景如是之清幽。凡病人之來本院就醫者。非但可以養病。抑且可以養心。并可以延年。又何殊入武陵之桃源也哉。是為記。

《恩泽医院记》

至于恩泽医院的建筑群，他则如是记录："院中分男女病房各二，特别房四，设卧榻五十余。而大手术室、小手术室、门诊室、调剂室、药栈房、病理室，亦在其间。居中则为礼拜堂，高明阔大，可坐二百余人。右边建清气院，有特别头等房各五，设卧榻二十余，旁建课堂，及学生寝室。左边建屋两座，一曰绿阴深处，为院长住宅；一曰风月居，为医师住宅；内花园五，草地三，足资消遣。"

足见恩泽医院环境之优美，生态之和谐，建筑与生态环境达到了完美融合，称之为"森林医院"当不为过。

这些中西合璧的楼房，古朴大方，既有中世纪西方建筑之贵气，又有华夏建筑之大气。甚至其夜景，亦如水晶宫一般璀璨迷人。陈省几如此描述："夜间电灯齐明，窗棂玻璃光线，自树林中出，与月色互相照耀，几疑水晶宫殿，落在人间，甚美观也。"

清气院坐落在院子的西南角，为当时浙江省顶尖的病房大楼。自清气院的正间大门进入，有一拱券门，其灰塑为中

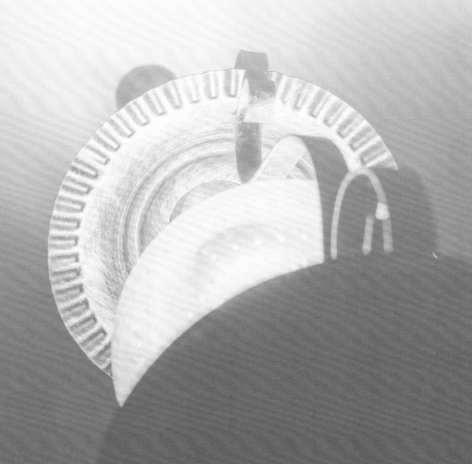

西合璧（基督教传统图案和中国民间传统图案结合）的装饰图案。穿过拱券门，有楼梯可到二层。坐在清气院二楼宽大的阳台上，视野开阔，既有滔滔江水、悠悠浮桥，又有炊烟袅袅、岩石高低。无论是医者还是患者，都会感受到"小坐片时，顿忘尘事"的超脱与惬意。

正如陈省几在文中所描述的："门外左旁，一座小山，岩石高低，如列凡席，小坐片时，顿忘尘事。院后望天台，为本城之少祖山，晓起登望，旭日初升，五光十色，变幻无端。俯瞰城中，初则烟雾笼罩，不见片瓦，俄而江风微扇，烟雾随收，则万家墙宇，了如指掌。傍晚远眺，灵江归帆片片，雁阵行行，一色水天，尤足豁人胸臆。"

恩泽建筑群，风格统一又笔墨不同，交相呼应又相得益彰。在这建筑群中，还生长着数棵百年以上树龄的樟树、枫香、石榴，瑶林琼树、碧草如茵，集山、水、林等风光于一处。

怪不得陈省几在文末赞曰："有若是之风景，诚不可多得。故古人评台州风景，以本院为最名胜处，名为小桃源，洵不诬也；虽然，武陵之桃源，后人莫可问津矣。而本院房屋装饰如是之美丽，风景如是之清幽，凡病人之来本院就医者，非但可以养病，抑且可以养心，并可以延年，又何殊入武陵之桃源也哉？"

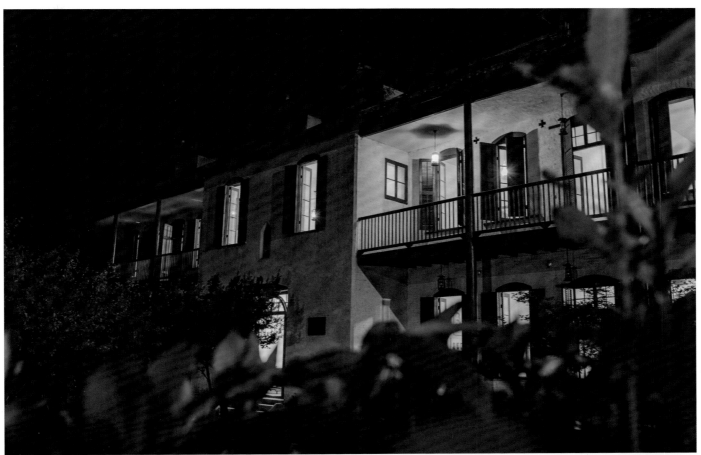

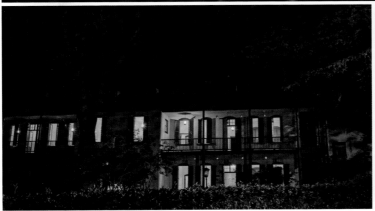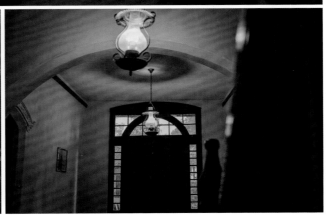

恩泽夜景"电灯齐明……几疑水晶宫殿，落在人间"

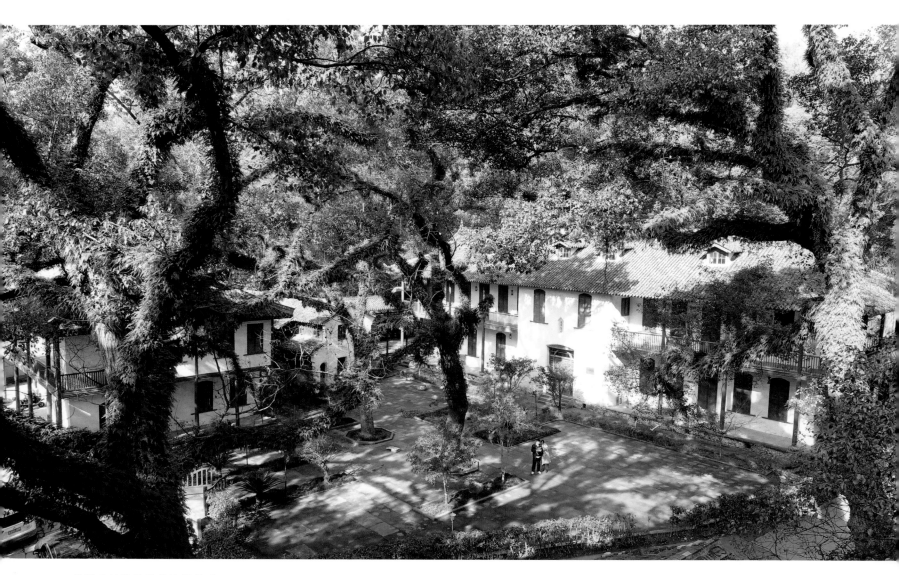

修缮后的恩泽医局院落俯瞰

流转岁月：疗养院时期（1951—1968）

岁月催人老。20 余年的办院艰辛，让陈省几体悟到以一人之力苦撑一所医疗机构的举步维艰。从 1947 年起，陈省几的健康每况愈下。他的诗词作品、书法作品越来越多地流露出对回归自然、淡泊空灵的向往。他希望将医院交与民众，交与年轻人，交与清明廉政的政府，自己去过"向晓云冥冥""梵心香遣闲"的退休生活。

可是，闲情逸致的生活，他一天都没能享受。1948 年 5 月，陈省几罹患中风，奄奄一息。临终，他组建医院理事会，指定戚惠发、陈继芳等 5 人为理事，由屈映光任理事长，立下遗嘱。遗嘱表示："此医院系我为台州民众造福得来，医院产权始终属台州民众共有。"遗嘱规定其胞弟陈继芳为执行人，并请大律师万德懿为公证人。

1951 年 3 月，陈氏家族遵遗嘱将恩泽医院无偿捐赠给国家，在台州地委行署秘书科科长邹逸的主持下，与省立台州医院合并，改建成省立台州医院疗养部。

与台州医院的融合之路

恩泽医院与台州医院的融合，可谓水到渠成。这要从台州医院的筹建开始说起。

1945 年 1 月，国民政府设立行政院善后救济总署，其主旨是在联合国善后救济总署（简称"联总"或"行总"）的援助下，对广大收复区进行紧急救济和善后复原。时任空军总司令的乡贤

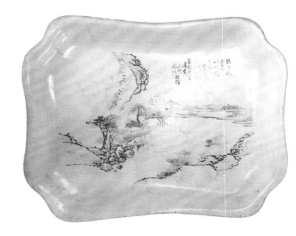

陈省几的遗物，其画透露出陈省几对陶渊明般隐士生活的向往。

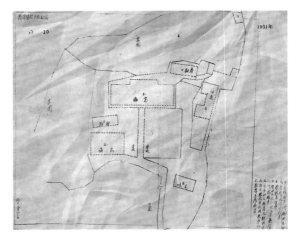

1951 年恩泽医院平面图

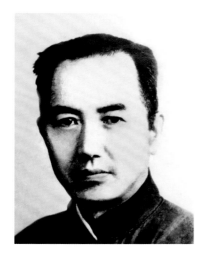

1947 年，周文达医师受聘为台州
公立医院院长兼内科主任。

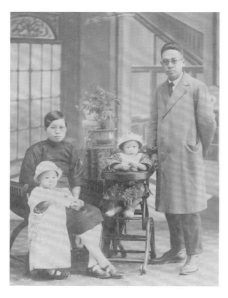

省立高医、省立医专、英士大学医学院
校长王吉人全家福

周至柔将军，一片热心报效桑梓，他借助"联总"的善举及其个人的影响力，联盟各地同乡促成政府，推动"台州公立医院"的诞生。

在周至柔的呼吁下，台州、临海二级政府及乡绅、商人、医者（包括周文达、王吉人等德业并茂的医者）齐心合力，为医院开办预备了院址，筹措了资金。值得一提的是一位名叫方子俊的儒商。当时，身为上海福中百货公司董事的他，以个人名义在杭县七都购买良田 105.68 亩，无偿捐献给医院。医院将此地出租，租谷收入在艮山门农贸市场变现，用于日常支出。他捐赠土地的《让渡据》、土地证原件以及相关的书信证契，现都保存于恩泽院史馆。正是无数仁人志士的慷慨解囊、积水成渊，推动了台州公立医院的诞生。

1947 年 6 月 1 日，台州公立医院在临海城关西大街"临海平民习艺所"所址正式开诊。省立医专内科教授、热带病学专家周文达坐诊内科；身兼省立医专、省立高医、英士大学医学院三所大学校长的王吉人坐诊外科。对于一所地区级公立医院而言，这是何等的号召力与美誉度。

当时台州公立医院的用房，主要是屈映光捐赠的"临海平民习艺所"七间平屋。相关的配备均按着当时陆军西式医院的标准。周至柔促成"联总"下拨 50 张床位的物资，配有小型 X 光机一台、外科手术器械一套、化验室全套设备，包括显微镜、保温箱、外用辅料、手术医者用服、进口药品、外用敷料在内的物资，这在当时的台州地区处于先进水平。

医院秉承"仁心仁术，济众博施"的宗旨，收费低廉，深受百姓信赖，一时间患者络绎不绝。先前在恩泽医院等私立医院就诊住院的患者，也纷纷转到台州公立医院。而对于台州公立医院

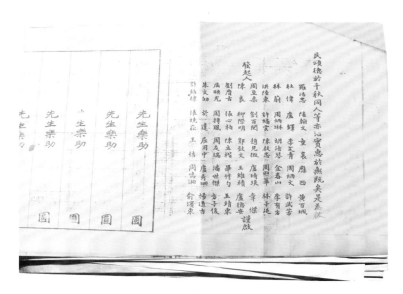

台州公立医院"众筹"发起人名单

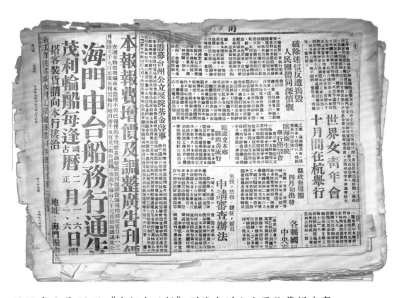

1947 年 2 月 10 日《宁绍台日报》刊登台州公立医院募捐启事

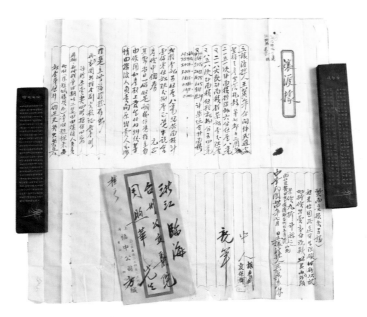

方子俊捐赠土地的《让渡据》

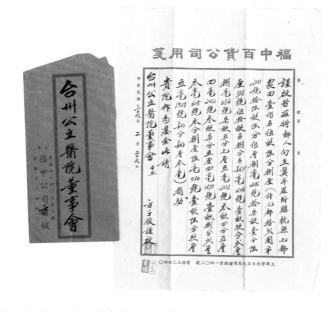

方子俊给台州公立医院董事会的亲笔信

的筹建，陈省几慷慨解囊、大力支持。对于彼兴我衰的大势所趋，他豁然面对。

　　此时的恩泽医院，仅凭陈省几一人苦撑，为一方百姓的福祉燃尽最后的光与热。1947年3月，他还因患者的需求，在节孝桥（旧）址（抗战全面爆发前曾在此设恩泽医院的分诊所）恢复分诊所。由此，门诊工作以分诊所为主，病房工作以本院为主。在那个兵荒马乱与通货膨胀的年代，陈省几内心却充满着对美好未来的向往，他希望百姓能减少病痛、民族能走向繁荣，正如他所写的对联那样：

　　调卫多方誓把毒菌齐扫灭；
　　摄生有术自然民族进繁荣。

　　1948年陈省几病逝，其子陈慎言放弃浙江省立嘉兴医院外科主任的

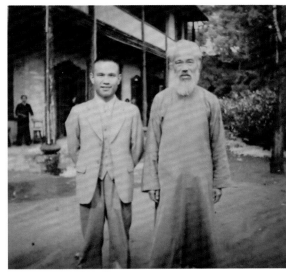

陈省几、陈慎言父子在恩泽医院合影

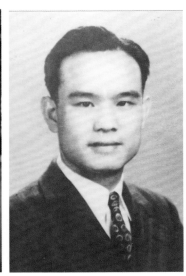

陈慎言

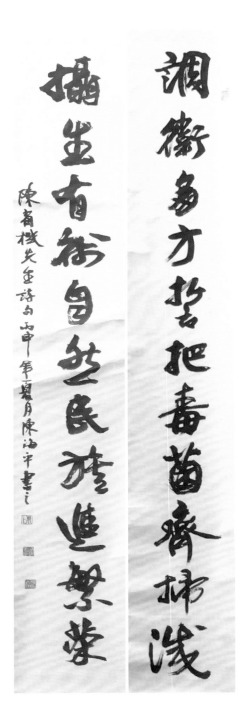

职务，返乡兼理恩泽医院的大小事宜。继任院长陈慎言坚持"恩泽永为台州地方贫苦病人医病之所"的理念，苦心经营。然而，1948年下半年起，战势迅猛、物价飞涨、人心涣散、民不聊生，恩泽医院的生存尚岌岌可危，何谈未来之归属与发展？

1949年5月临海解放，临海县军事管制委员会接管台州公立医院。9月22日，浙江省人民政府（府卫字第1号）训令："自十月份起从新建立为省立医院五所，使逐渐成为企业化机构，所需薪金等经费由省库支出，交由辖区专署供给。其他一切制度悉照省立医院建制，属于省卫生厅医务行政及业务收支由该厅领导外，关于一般行政由专署就近检督。"这一训令，标志着省立台州医院实现其迈向光明的蜕变。

随着社会的稳定和医院公立性的逐步实现，医务人员带着憧憬和喜悦，改造自我，向人民政府靠拢。迈入新中国的朝阳时代，卫生事业百废待兴，省立台州医院也因此翻开了灿烂的一页。

看着新中国的医疗卫生事业与省立台州医院的蓬勃发展，陈慎言深深感到父亲生前期盼已久、可以将恩泽医院加以托付的就是中国共产党领导下的人民政府。1951年2月27日，恩泽医院董事会召开第三次董事会议，通过陈慎言提出的将恩泽医院赠送给人民政府的提案。3月10日，恩泽医院与省立台州医院召开合并座谈会，出席人员有双方院长等6人，台州地委行署秘书科科长邹逸以会议主席身份参会。

1951年5月18日，浙江省卫生厅聘任陈慎言为省立

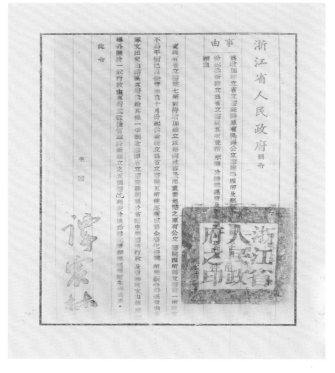

1949年建立浙江省立台州医院的训令

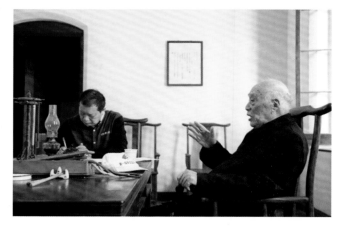

百岁老人邹逸老先生讲述当年两院合并的历史事件

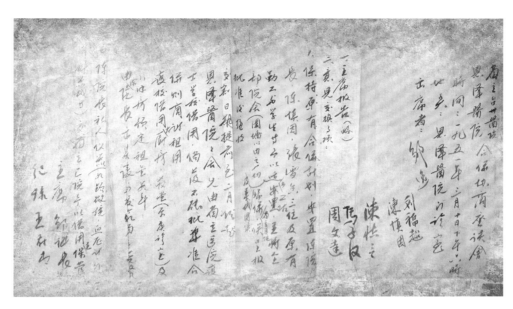

两院合并正式签署文件

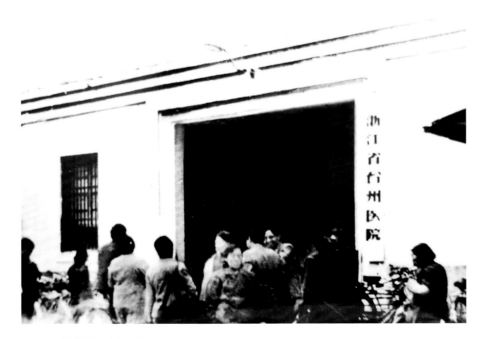

浙江省台州医院大门旧影

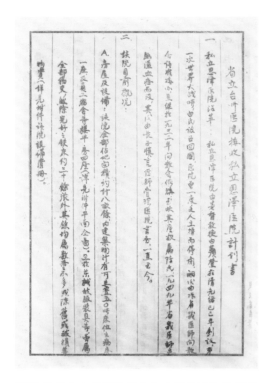

1951年省立台州医院接收私立恩泽医院计划书

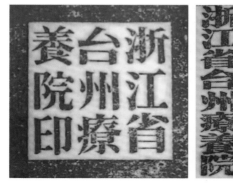

浙江省台州疗养院印章

台州医院副院长。12月15日，浙江省卫生厅通知，同意医院建立疗养部，址设恩泽医院院址。

至此，两所医院完成了水到渠成的融合。两所医院的医疗设备、医务后勤人员均得保全。资源共享之后，人尽其才、物尽其用，真正做到"点缀名山、福寿人民"。

从疗养部到临海疗养院

20世纪50年代初，新中国虽然成立不久，但对职工的疗休养权益已很重视。1951年2月26日颁布的《中华人民共和国劳动保险条例》第十七条明确规定：

集体劳动保险事业，由中华全国总工会统筹举办，但得委托各地方工会组织、各产业工会组织办理，其项目如下：

一、疗养所；

二、残废院；

三、养老院；

四、孤儿保育院；

五、休养所；

六、其他。

在旧社会生老病死无保障的广大职工，在新社会终于有了疗养、休养之地。而将环境优美的恩泽医院并入省立台州医院设立为疗养部，正是人民政府、台州医院为广大职工提供的一大福利。

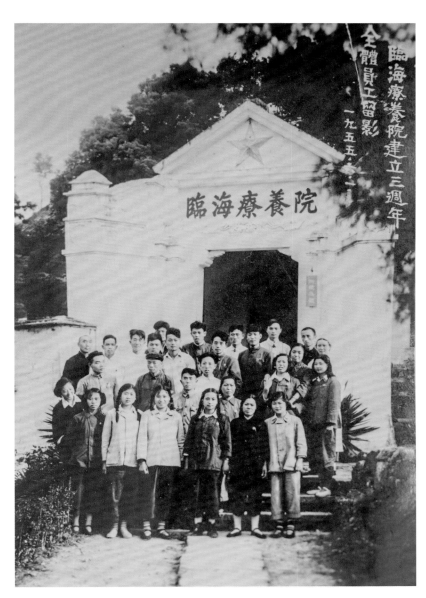

1955年临海疗养院建立三周年全体员工留影（二排左二为王尉青院长）

1952年，省立台州医院疗养部改名为临海疗养院，仍作为台州地区职工疗休养场所之一。

这一时期，省立台州医院也几易其名。1954年，台州专署撤销，医院改名为临海县医院；1957年，台州专署重设，医院又改名为浙江省台州医院；1960年，医院与台州地区防疫站合并，改名为浙江省台州地区人民防治医院；1970年又分开，改为台州地区人民医院……医院虽数次更名，但不忘初心。而临海疗养院，也发挥着原恩泽医院这一"小桃源里的森林医院"得天独厚的环境优势，为辛劳的职工们创造了难得的惬意生活。

20世纪60年代末，疗养院停办。

弹指一挥间，历史完成一段曲折跌宕、史诗般的宏大叙事。从白明登的西医诊所，到陈省几的呕心沥血；从台州医院筚路蓝缕的探索与实践，到恩泽医院的几经变迁，在这段时空纵深中，我们体会到医疗卫生事业巨大的生命力，以及数代医者的高尚情怀。这样一种情怀与力量，必将在新时代得以传承，成为百廿恩泽的精神之脊梁、文化之高峰。

大院记忆：文工团宿舍时期 (1969—2003)

这座小桃源里的森林医院，在 20 世纪 60 年代末，随着临海疗养院的停办，渐渐失去医疗用房功能。

从 1968 年起，恩泽医局的建筑群成为台州文艺工作团的职工宿舍。

此后数十年间，那些曾经救死扶伤的故事，那段充斥着理想主义情怀的过往，渐被湮灭，以致无人再提起。

生活在这几栋建筑物里的文工团成员们，每日晨起练功、开嗓，在屋前的空地上晾衣、休憩，在百年樟树下闲话乘凉，看孩童取笑玩乐，听雏鸟啾啾长鸣，《好鸟歌》里的赤子之心，已随着恩泽医院多舛的命运被画上暂停符。

白明登、陈省几、陈慎言……一张张面孔早已远去，消失在人们的视野里，留在这里的，是文工团一代人的青春与芳华。

兴旺时，这里一共住了 17 户近百人。

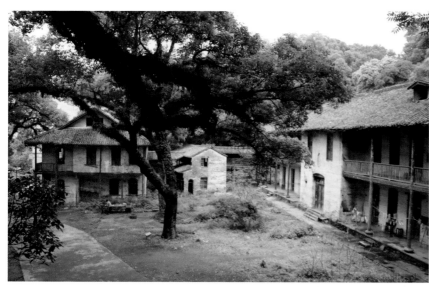 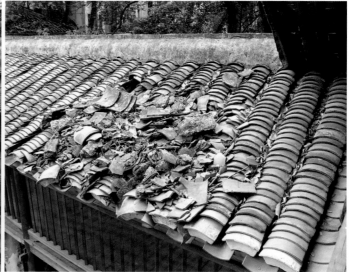

20 世纪后期恩泽医局建筑状况

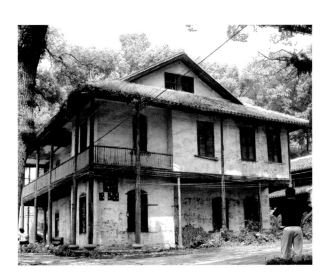

文工团宿舍时期的清气院

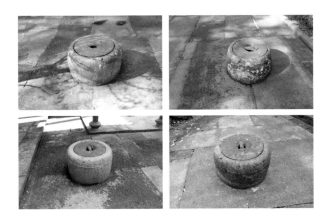

恩泽医局水井现状（原有八口，现存四口）

从前的水净化装置早已被遗忘在角落，生活用水直接从院里的几口水井汲取。历史悠久的古井蔓着青苔，井水清洌甘甜，无论洗衣做饭还是生火煮炊，伴着袅袅炊烟而起，柴米油盐的生活温度彻底替代了过往生死营救的可歌可泣的记忆。

对于恩泽医局的过往，这里的住户很多了解不深。从小生活在文工团宿舍的孩子，最喜欢在后面山坡上上下下地跑，主楼前方花园大门处的饮马槽，也是过家家的好去处。只是有一处地方，孩子们是决计不敢去的，那便是医院主楼养病院的二楼。孩子们胆气小，总觉得那地方阴恻恻的危险得紧。

不过后来，养病院也住进了几家人，人情味取代了那些幽深静谧的陌生气息，将整栋楼融于家家户户的烟火气中。

没有演出的日子，文工团宿舍的生活平常而宁静，练功与排练是他们的日常，铿锵的歌声、整齐的舞步，欢乐而醉人的时光，成为一代人的青春记忆。

1973年3月14日，根据台州地区革命委员会生产指挥组文件［台革生（74）40号］之精神，台州卫生学校的校址定点在原台州疗养院。从此，恩泽医局建筑群房屋产权悉归台州卫生学校。

岁月沧桑而过，至20世纪末期，当年恩泽医局的牌坊、风月居等建筑被拆除，养病院、清气院等楼也因年久失修而破败不堪，房梁塌陷，水井淤塞，杂草丛生，乱搭乱建破坏了原有的格局，已无当年"桃源"模样。

为了对恩泽医局进行保护性修复，原文工团的17户住户渐被迁出。从2006年5月第一批住户搬迁出恩泽医局，到2011年5月最后一名住户在协议书上签字，属于文工团宿舍时期的恩泽记忆就此画上句号。

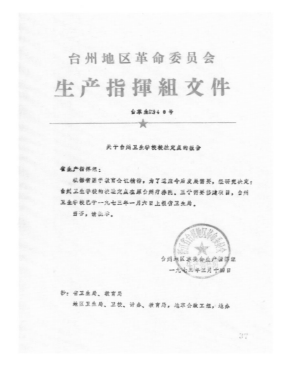

1973年，台州卫生学校的校址选定在原台州疗
养院（即恩泽医局旧址）。

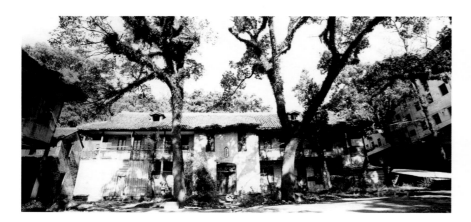

台州卫校时期的恩泽医局

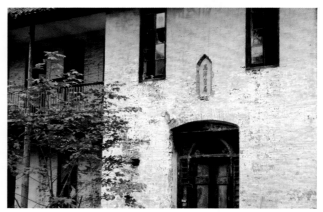

文工团宿舍时期的养病院正门

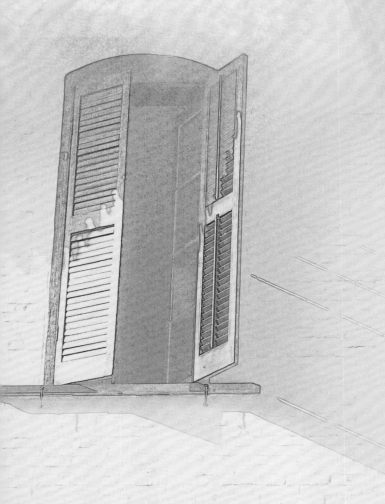

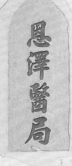

第二章　国家记忆

价值发掘

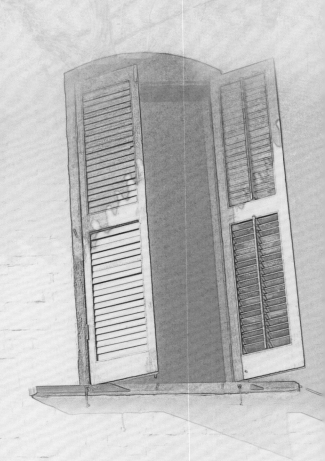

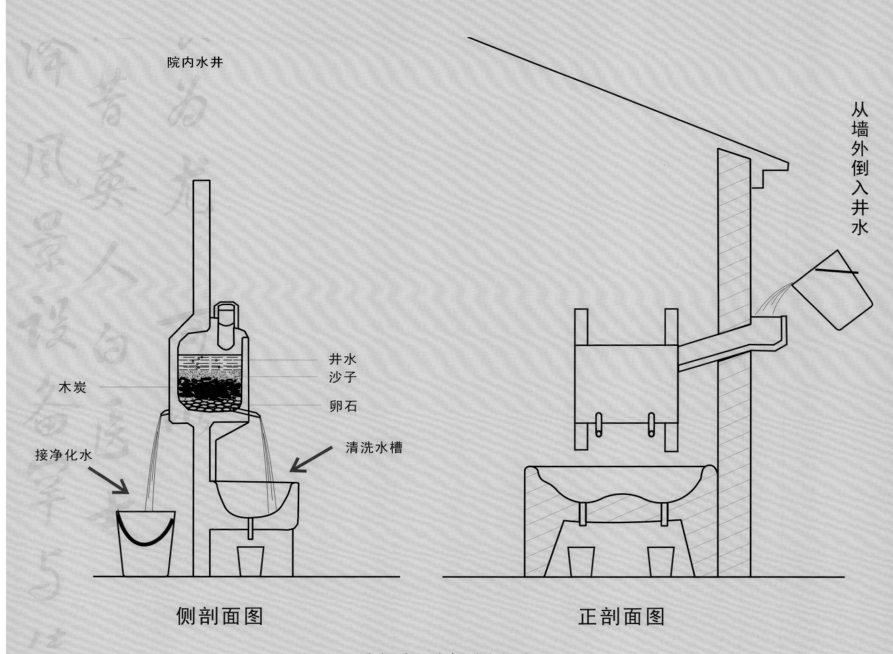

院内水井

井水
沙子
卵石

木炭

接净化水

清洗水槽

侧剖面图

从墙外倒入井水

正剖面图

恩泽医局医用水净化装置剖面图

台州西医之源的实物见证

"要看清朝时期的西式医院，就来恩泽医局吧。"国家文物局第八批国保申报复核专家组成员、东南大学副教授蒋楠在恩泽医局旧址检查、考察时，说了这样一句"经典语录"。

诚然，恩泽医局完整保存着清朝时期西医院的全部信息，实为全国罕见。

厚重历史，突出价值

保留了完好的建筑群，有完整的历史资料和厚重的历史地位，这是恩泽医局旧址顺利列为国家第八批重点文物保护单位的重要条件。恩泽医局作为清末英国圣公会传教士来中国传教并开设的医疗机构，是英国圣公会在浙江继宁波仁泽医院、杭州广济医院之后创办的第三家西式医院，更是台州最早的西式医院。

斗转星移，朝暮嬗变，历经百廿年之沧桑，当年宁波仁泽、杭州广济两院的建筑物均已荡然无存，唯恩泽医局建筑群岿然独存，成为台州西医之源的实物见证，其所蕴含的历史价值不言而喻。

恩泽医局建筑群集医疗、养病、办公、教学等功能于一体，不仅承载着重要的历史价值，还拥有很高的医药文物价值。如果与列入全国重点文物保护单位的近现代重要史迹进行对比，恩泽医局的历史文化价值独特而出彩。恩泽医局是在世界反法西斯战争和中美友谊方面发挥了重要作用的物质文化遗存。恩泽医局对美军伤员的救治行动充分体现了抗战精神和国际主义精神，此举受到布什和奥巴马两任美国总统的高度评价，恩泽医局成为见证抗日战争、世界反法西斯战争的重要史迹，比其

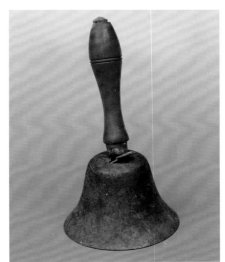
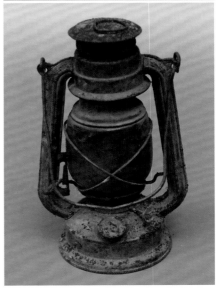

恩泽医局旧物——木柄铜摇铃、马灯

他相关史迹具有更突出的附加价值。

　　此外，与列入全国重点文物保护单位的宗教相关建筑比较，已列入文保单位的建筑种类多为圣公会教堂、修道院或天主堂，恩泽医局则是圣公会创办的医疗场所。恩泽医局的养病院，内设礼拜堂和祈祷室，还兼具传教的功能，是其所处时代和社会特色的突出体现。因此，其既具有普遍价值和意义，又有独特性。

文化价值，社会意义

　　恩泽医局作为台州西医的发源地，见证了中美两国人民在世界反法西斯战争中的伟大友谊，并由此衍生了诸多文化价值。被恩泽医局救治的美国轰炸机 7 号机机长泰德·威廉·劳逊（Ted W. Lawson，1917—1992）于 1943 年出版回忆录《东京上空 30 秒》，讲述了其秘密轰炸东京的经历。1944 年，米高梅公司以此书为蓝本，改编拍摄了同名电影，劳逊

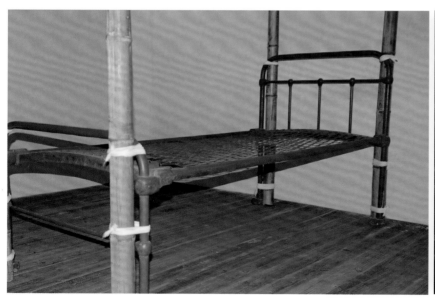
清光绪年间英国产病床

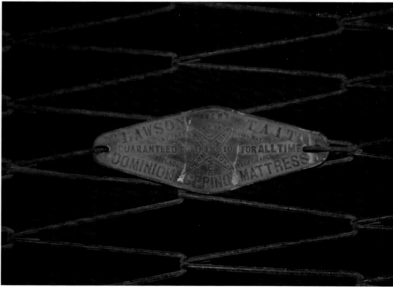
病床上的制造标志

任技术顾问，影片获得第 17 届奥斯卡最佳特效奖、黑白片最佳摄影奖提名。

2011 年 12 月，恩泽医局旧址经过修缮改造、活化利用，辟为台州恩泽院史馆，又增添了显著的社会价值。开馆以来，台州恩泽院史馆成为追忆抗战历史的重要遗迹，每年接待大量中外学者、游客及媒体，更是创办人、受救治的杜立特尔飞行员、救治行动参与者后人的必到之处，2015 年 7 月成为台州市爱国主义教育基地，不仅是具有重大意义的物质文化遗存，更是爱国主义精神传承与发展的重要载体。

台州恩泽院史馆收藏了与其历史还有相关保存完好的书法作品 100 多幅，记录了当年办院的艰难历程和办院理念。除了诸如水净化装置等可触摸的文物古迹，还有大量老照片和第一手史料，足以为来访者复原出一百二十年来的完整记忆。而透过这些记忆，我们可真切地感知到，与"恩泽"命运共同浮沉的人物群像背后，始终有一种精神维系着。

这种精神，即行医之本质：救死扶伤。

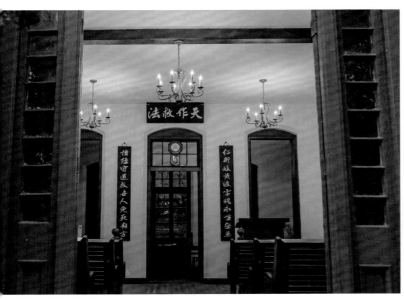

恩泽医局礼拜堂

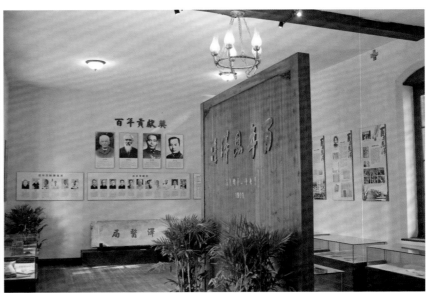

台州恩泽院史馆展厅

匠心独具的呕心之作

恩泽医局建筑群，由英格兰风格的清气院、中西结合风格的养病院和中式风格的学生宿舍三幢建筑物以及相互连通的走廊组成，建筑面积 1775 平方米，占地面积 2700 平方米。主体建筑坐北朝南，二层，砖木结构，小青瓦屋面。

这座中西合璧具有晚清建筑风格的历史建筑，不仅是早期西式医院的代表性建筑之一，也是当时台州最现代化的建筑之一。

"规模宏大，点缀名山，福寿人民，非偶然也……"穿越一百二十年的时空，恩泽医局的影响力仍旧深远，其在建筑方面的价值也历久弥新，意味深长。

站在时代前沿的建筑启迪

恩泽医局靠山临水，堪称医脉与文脉的完美交融。选址在一片郁郁葱葱的森林之中，植有数棵 250 年以上树龄的樟树，此外还有枫树、槭树、石榴等点缀，环境幽雅，碧草如茵，人称"小桃源"，钟灵毓秀。这种"可以养病，抑且可以养心，

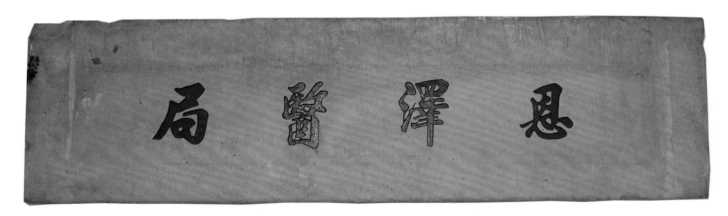

清光绪二十七年（1901）恩泽医局石额

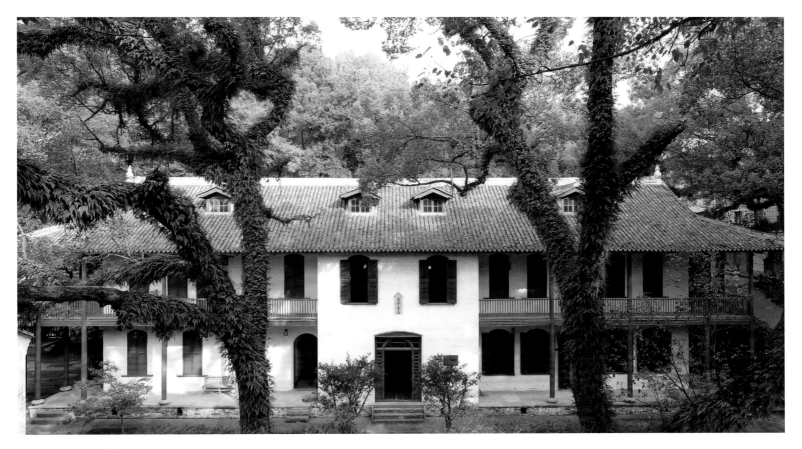

中西结合风格的养病院

并可以延年"的选址理念，对当代医疗机构仍具有借鉴意义。

恩泽医局的创建者高瞻远瞩，站在时代前沿统筹全局。在建筑规划阶段，创建者与建筑师就考虑到患者不同层次的需求，设有普通病房和特等、头等病房，并在房内设有独立卫生间，创造舒适的就医环境。

这种理念，使得恩泽医局建筑在落成后近百年内几乎不需要大面积的改造与重建。在今天看来，这座建筑的设计极具前瞻性与创新性，可谓经典之作。

恩泽医局总体建筑时代特色明显，呈现晚清西方传入的宗教文化、医药文化与本土文化相融合的特色，并透过建筑

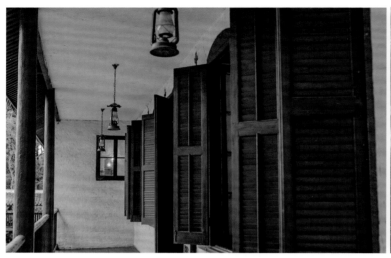

木制百叶窗

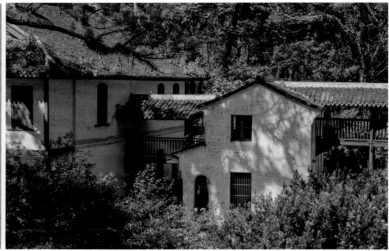

连廊

与人文生活形态的和谐来营造建筑之美。总体建筑为中西合璧的小洋楼，其总体建筑特征无不打上时代的烙印。老虎窗，主楼八间面，木制百叶窗，虎头屋脊吻，"悬壶济世"蛎灰雕，中西文化结合的蛎灰雕拱门等，可谓古色古香。

　　这座中西合璧具有晚清风格的历史建筑，许多细节值得借鉴。比如：从门诊、药房到病房，全部用走廊连接，使患者在就诊时，避免受风吹、雨打、日晒；院内所有门墙边缘采用外八字门框设计，使入口更加宽敞、便捷，还能防止进出时的磕碰等。

　　在就诊氛围的营造上，恩泽医局建筑从不给人以"医疗场所"的压迫感，而是时时处处洋溢着纾解患者紧张压抑的气氛，营造圣洁温馨的诊疗环境。建筑以教堂为主体，设计可谓独具匠心。患者步入恩泽医局，只见浓浓绿意、神圣讲坛，听到钟声阵阵，顿时产生轻松释然的感觉。在今天，越来越多的医疗机构选择酒店式、宗教式、休闲场所式、机场大厅式的风格来装修候诊大厅。其实早在一百二十年前，恩泽就已将"治疗疾病的场所"与"养心延年的福地"完美结合。患者每天早晚"读经守道"，洗涤心灵；非患者也可以散步此处，享受美景。这才是真正意义上的"点缀名山、福寿人民"啊！

独出心裁的水净化装置

在中国古建筑专家、中国建筑学会史学分会理事黄大树的印象中，恩泽医局建筑群的许多角落，在细节与内涵方面的精心设计无不令其动容。而其中的水净化装置，最令他震惊。他津津乐道地称之为"特殊的宝贝"，并认定其除具有历史价值、建筑价值之外，还具有极高的科学价值。

这一台完整而古朴的水净化装置，如今完好地保存在恩泽医局的附楼（学生宿舍）底楼。想知道这台水净化装置有多么"历史悠久"，且看同时代恩泽主楼前方花园大门处的饮马槽。恩泽医局初建时，患者前来看病不是走路、坐轿，就是骑马、骑驴。而想知道这台水净化装置有多么"独出心裁"，且听下文慢慢道来。

清末民初，医疗卫生条件落后，但就是在这种环境下，恩泽医局创建者却能有"无菌手术、净化用水"的理念，可谓高瞻远瞩！当时，恩泽医局的水源主要来自医局内部的八口水井（现存四口）。山上的井水虽然清冽，但不适合直接用于手术时伤口的清洗。

在"无菌手术"的理念指导下，恩泽医局聘请能工巧匠，将当时西方先进的水净化装置"搬到"了台州临海。这一净化装置以砖砌为主，分上下两大主体，均为长方形。净化装置的核心——滤网，由棕垫、卵石、沙子、木炭四层物质组成，当井水经过这一层层滤网的时候，污染物得到过滤，水质得到净化。

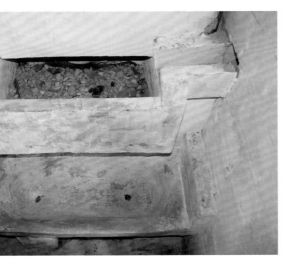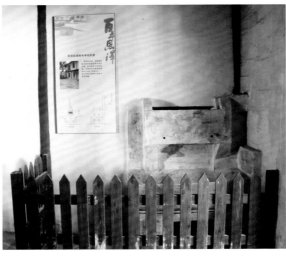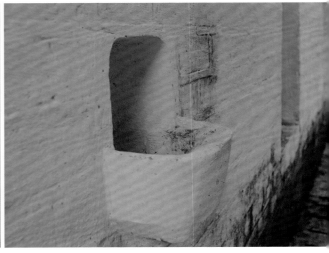

恩泽医局独出心裁的水净化装置

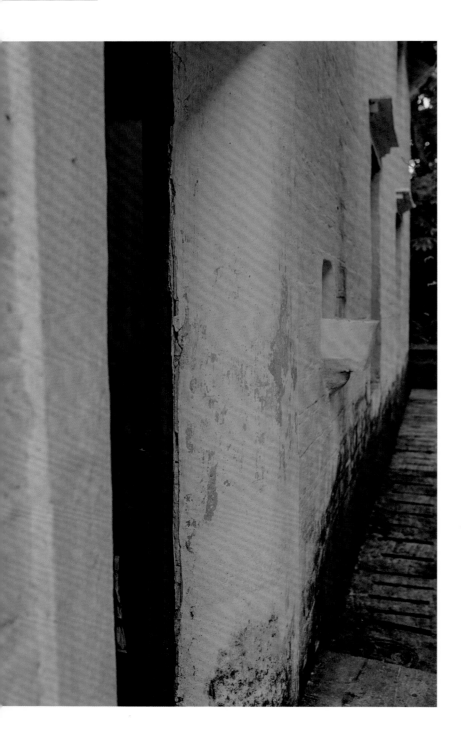

据考证，这台清末遗存下来的水净化装置，是浙江省卫生系统现存最早的"老古董"。即便在全国范围内，历史如此悠久，理念如此先进，设计如此合理巧妙，且完整保存下来的水净化装置，也寥若晨星。可以说，此水净化装置是浙江省唯一，或许在全国也是唯一。

恩泽医局旧址作为浙江省医药文物及遗址之一，不仅保存了一百二十年前的原物，而且许多老物件时至今日仍可使用。恩泽医局，不止为匠心之作，更可谓呕心之作。

世界反法西斯战争的纪念地

东京上空三十秒

　　1941 年 12 月 7 日，日本偷袭珍珠港，美国海军太平洋舰队遭到重创，太平洋战争由此爆发。

　　为报复疯狂的日本，美军决定不惜一切代价空袭日本本土。经过一系列的精心策划，由詹姆斯·杜立特尔中校带队，从接受秘密训练的 120 名飞行员中挑选出 80 人，配备 16 架 B-25 型轰炸机，组建成一支空袭日本的轰炸机队。

　　1942 年 4 月 18 日，16 架 B-25 型轰炸机悄悄地从"大黄蜂"号航空母舰上起飞，直奔日本本土。

　　这是一项即便轰炸成功也未必能生还的危险任务，是一次闪电般震撼的奇袭，也是一场威力巨大的心理战。日本首都东京、名古屋、大阪和神户等城市陷入浓烟与爆炸当中，恐慌瞬间降临到这个国家的本土。这次轰炸，迫使日本"在战争的关键时期，限制了部分军力的运用"，从战略进攻转为战略防御，大大影响了日本的军事战略。

　　然而，一次成功的奇袭，却未必有完美的落幕。

　　由于军情复杂，B-25 型轰炸机在完成任务后无法再回到"大黄蜂"号航空母舰上降落，飞机的载油量也无法保证回航所需，这些飞行员或许已经抱定了有去无回战死的决心，1 架飞机受伤飞往苏联海

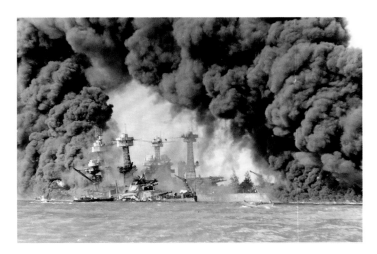

1941 年 12 月，日本偷袭珍珠港。

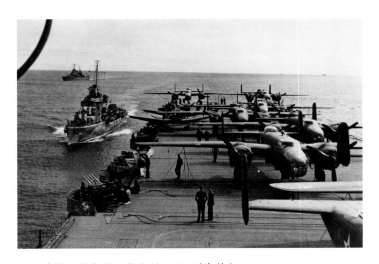

"大黄蜂"号航空母舰上的 B-25 型轰炸机

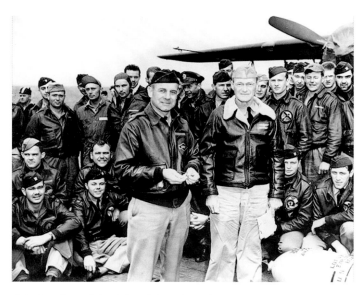

詹姆斯·杜立特尔（前排左）和整装待发的美军飞行员

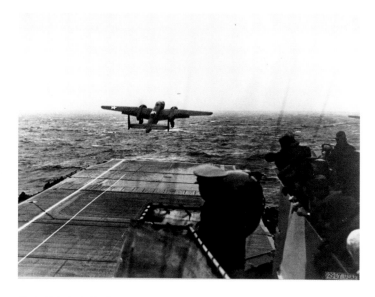

杜立特尔机组起飞

参崴，其余 15 架飞往中国。

轰炸机飞抵中国时已是风雨交加的黄昏，机舱内缺乏导航与通信设备，飞行员们被迫各自降落。其中，劳逊机长带领的 7 号机组迫降在三门湾附近海域，被当地自卫队和村民救起。

五名机组人员中，机长劳逊、达文波特、麦克卢尔和克莱弗四人身负重伤。

此时，中国已经接到美国方面要求救护飞行员的通知，时任浙江省政府主席黄绍竑立刻发出指示，临海县县长庄强华向台州各县发出电报，寻找美军飞行员的下落。深夜 12 点，接到三门县县长陈诚报告，两架美军飞机在三门湾附近坠毁，多人受伤。

4 月 20 日，恩泽医院院长陈省几接到紧急通知，他立刻派长子陈慎言、医师沈听琨和护士张雪香，与临海县政府组织的救护队连夜赶往三门。

临海到三门有几十公里的路，为了避开日军的拦截，他们在崎岖的山路上夙夜急行，终于在次日清晨抵达。

陈慎言仔细查看了众人的伤势。机长劳逊伤势最重，左小腿撕裂伤，胫骨外露，颜面部严重受伤，上下门牙全部脱落，个别门牙受外力碰撞嵌入下颌骨，上门牙嵌入鼻窦，严重失血并高热。

在对伤员进行简单处理后，陈慎言做出决定：全部伤员送回临海，到恩泽医院进行治疗！

"我们轰炸完东京，计划在衢州机场降落。但飞到中国沿海时没油了，引擎熄火，只好迫降在海里。"2012年,杜立特轰炸东京70周年纪念活动现场,七号机组老兵大卫·撒切尔中士对当时的情况记得很清楚,"我们从海里爬上岸,很快被当地渔民发现,后来又来了几位游击队员,他们用轿子把我们抬到了镇上。在那里遇到了一个中国医生陈(指陈慎言),因为劳逊腿伤很重,陈将我们送到临海。"

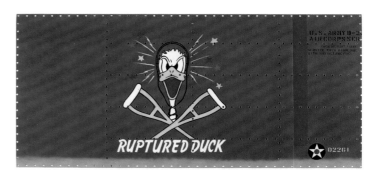

7 号机组跛脚鸭徽记

急行八小时后,4月21日晚10点,伤员们被送到恩泽医院。由于战时药品奇缺,医院倾全院之力救治,一起参与救治的还有传教士派克夫妇、玛丽斯貌尔护士。

美军随队医生华特随后带着药物赶来,与陈慎言医生一起参与治疗。此时劳逊的伤势越来越重,左膝水肿如足球,脓液沿着肌肉的间隙从脚踝的伤口处流出。华特医生只能用剪刀刺破肿胀的膝盖,进行排脓引流,每天两次清创,用紫药水消毒。

然而劳逊的伤口仍在持续恶化,高烧不退,已经感染,如果不采取进一步的措施,就会危及生命。要保命,必须截肢,不能再拖下去了。

陈慎言和华特医生商定,在征得劳逊的同意后,在恩泽医院的手术台上对其进行了左下肢截肢手术。华特主刀,陈慎言从旁协助,手术进行得还算顺利。术后劳逊失血严重,一周内先后输血四次,每次300毫升,分别从其他同血型的飞行员中抽取,直接输入伤员体内。

劳逊在医院住了20多天。康复期间,他戴上了中国的箬帽,脚穿临海商会为他们特制的黑色丝质

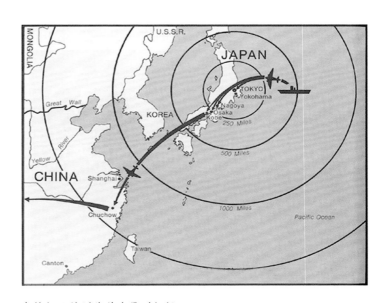

轰炸机队计划降落在衢州机场

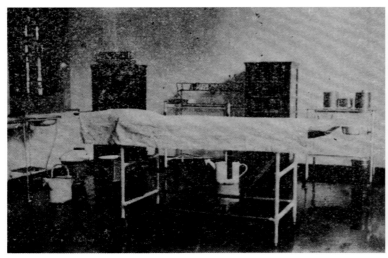

当年对劳逊实施左下肢截肢手术的恩泽医院手术室

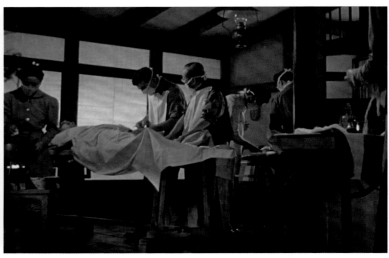

美军医生和陈慎言医师为劳逊做左下肢截肢手术（《东京上空 30 秒》电影场景）

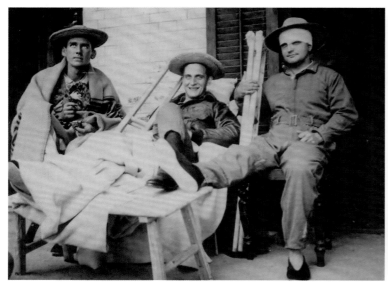

获救美军飞行员在恩泽医院清气院门口留影（从左至右依次为麦克卢尔、达文波特、克莱弗）

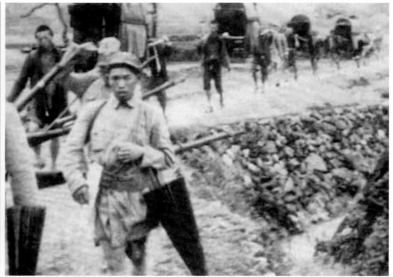

护送美军飞行员途中

布鞋，拐杖则是恩泽医院后勤的木匠师傅专为人高马大的他定做的。

当时医院缺乏消炎药品，临海商会特意组织人员去宁波购买。为了躲避日军的拦截，他们把药品缝进棉衣带到医院。

劳逊说，曾在美国街头和电影院看到有中国救援会为抗战募捐，路过时偶尔捐点钱，自认已非常慷慨，如今在中国受到这样的无私救助，感动得直想哭。

陈省几和陈慎言都会英语，因此在治疗和日常相处过程中，与伤员交流几乎没有障碍。"我们在医院待了一段时间，陈（陈慎言）找人做了西餐给我们吃，百姓送了我们很多很多东西，他们对我们很好。"大卫·撒切尔中士说。

当时日军到处搜查美军受伤飞行员，因此恩泽医院全体医护人员和当地百姓对他们施以援手的这份勇气与大爱，更显得珍贵而无私。

5月中下旬，浙东形势日渐紧张，日军发动浙赣战役，逼近临海，美军伤员不得不进行撤离。

5月18日凌晨，在滂沱大雨中，伤员们告别恩泽医院，踏上了转移之路。护送队伍从临海出发，陈慎言医生亲自陪同，辗转仙居、壶镇、缙云、丽水、金华，再乘火车。当时很多地方不通汽车，众人就抬着伤员翻山越岭，三个月后到达广西桂林。

"那一路走得艰难。美国大兵乘坐汽车在前面开过，自卫队战士就在后面把道路破坏掉。劳逊当时问我爸爸说：'陈，他们在做什么？'我爸爸就告诉他们，这样做是为了防止日本鬼子追上来。"陈慎言的女儿陈禾回忆说。

到达桂林后，伤员们乘飞机辗转印度，回到美国故土。

获救飞行员回国之后，将空袭日本和在中国获救的全过程

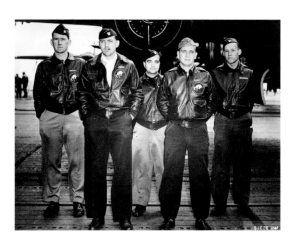

7 号机组全体人员（左二为劳逊）

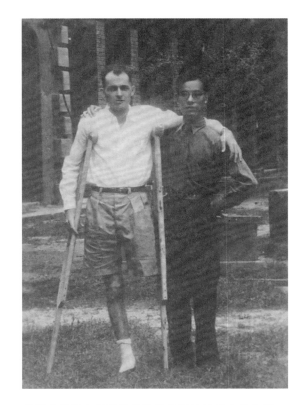

劳逊术后安全转移至桂林后与当地工作人员合影

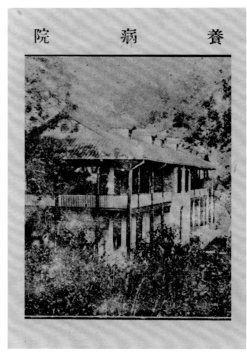
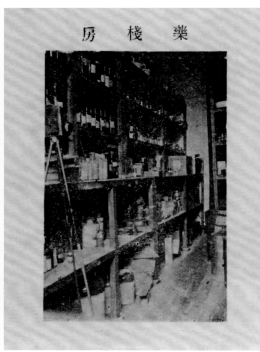
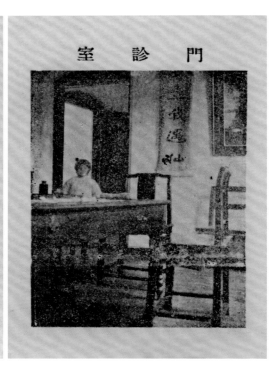

抗战时期的恩泽医院

写成回忆录，后被拍成电影《东京上空 30 秒》，这部电影于 1944 年 8 月 5 日上映。

1945 年 2 月，陈慎言受美国政府之邀，前往加利福尼亚大学免费深造，并受到时任美国总统杜鲁门的接见，两年后学成回国。

烽火已逝，狼烟消散，那段惊心动魄、荡气回肠的历史，已经成为时代的记忆，而对于亲历者来说，这段记忆永不会褪色。

感恩，与旧人重聚

1992 年 3 月 13 日，五位满头银霜的中国老人受美国政府之邀，来到密西西比河畔的雷德恩市，参加"杜立特尔行动"50 周年纪念活动，与半个世纪前被他们营救的美国飞行员见面，共叙当年。

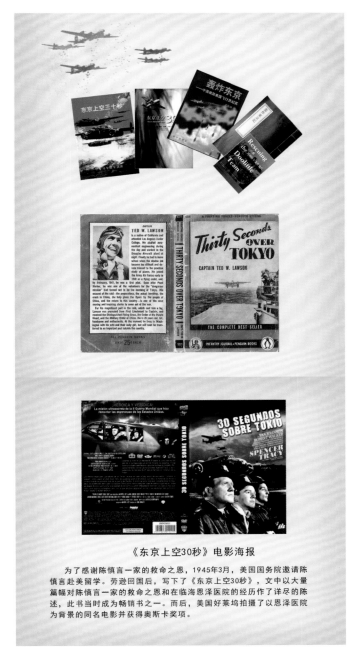

《东京上空30秒》电影海报

为了感谢陈慎言一家的救命之恩，1945年3月，美国国务院邀请陈慎言赴美留学。劳逊回国后，写下了《东京上空30秒》，文中以大量篇幅对陈慎言一家的救命之恩和在临海恩泽医院的经历作了详尽的陈述，此书当时成为畅销书之一。而后，美国好莱坞拍摄了以恩泽医院为背景的同名电影并获得奥斯卡奖项。

《东京上空 30 秒》书籍及电影

陈慎言、曾健培、朱学三、刘芳桥、赵小宝五位老人，在这个陌生的国度受到了空前的欢迎，而与那些飞行员的重聚，更让人感动莫名。

当年被救治的达文波特回忆起往事，激动地挽起裤脚，指着小腿上的两块疤痕说道："我忘不了它，是中国医生治好了我的伤，他是最出色的医生，挽救了我的生命。"

而陈慎言想说的，依然是 50 年前送飞行员到昆明分手时说过的话："我是个医生，抢救病人不需要附加条件，这是我的责任。"

50 年前，杜立特尔及轰炸机队成员率机成功轰炸日本，极大地鼓舞了美国军民的参战热情，他们是家喻户晓的民族英雄。而营救了英雄的这些人，更是值得尊敬的英雄。

时任美国总统布什写信表示感谢："向参加过 50 年前那次历史性的轰炸东京的幸存者和保护我们坠落飞行员的中国公民致以特别的问候。我们向中国善良的人们致敬。在那次轰炸后，他们不顾自己的安危，为受伤的美国人提供住处和保护。由于他们人道主义的努力，这些轰炸机队的成员才得以重获安全。"

1996 年，陈慎言因病在台州逝世，享年 85 岁。劳逊的遗孀布莱恩特地发来信件，说："没有那么多的中国人的帮助，我的丈夫不可能活着回美国，我们也不会有三个孩子，所以我们全家向你们致谢。美国人民与中国人民的友谊地久天长。"

电影《东京上空 30 秒》中有一段简短的对白令人

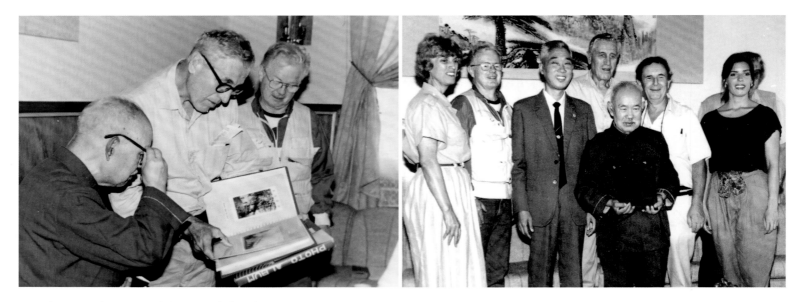

1990年9月，美国"杜立特尔行动"考察团来到临海，请陈慎言回忆当年营救的过程，并向其颁发"多谢牌"以示感谢。

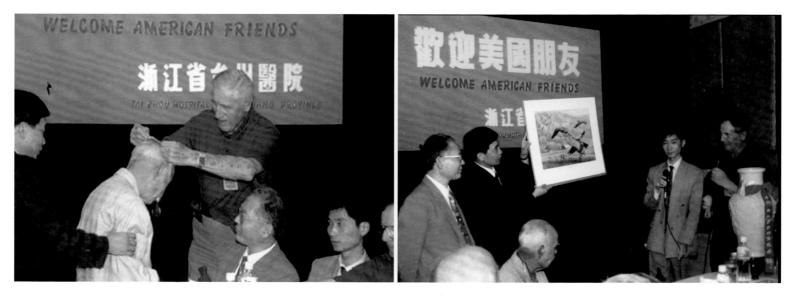

1994年5月，美国杜立特尔赴中国访问团代表美国政府向陈慎言颁发奖章并向台州医院赠送画作。

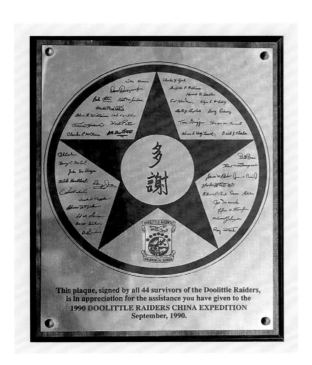

This plaque, signed by all 44 survivors of the Doolittle Raiders, is in appreciation for the assistance you have given to the 1990 DOOLITTLE RAIDERS CHINA EXPEDITION September, 1990.

1990 年美国"杜立特尔行动"考察团赠陈慎言的"多谢牌",上面有当年健在的 44 名被救飞行员的签名。

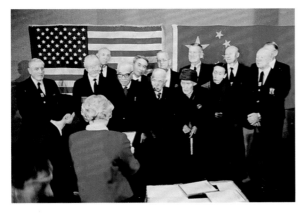

陈慎言等 5 位中国老人和被他们救助过的美国飞行员在美国接受媒体采访

印象深刻,劳逊对陈慎言说:"你救了我的命,医生。"陈慎言回答:"我希望有一天你还能回来。"

恩泽医局经修缮和保护,重现当年旧貌,也将这段历史原封不动地呈现于世人面前。美国士兵与中国人民同仇敌忾、共同抗击日本侵略者的场面,早已成为无法磨灭的家国记忆,也让中美两国人民结下深厚的友谊。

多年以来,这段往事不断地被演绎、传颂,恩泽医院是中美两国人民友谊的实物见证,也成为国际人道主义的纪念地,吸引着无数人前来瞻仰与缅怀。

美国"杜立特尔行动"飞行员的后人、医局创始人白明登的后人等先后来到旧址寻根,寻访先人足迹。每年,都有海外学者与友人来到此处,听取往日旧事,缅怀当年温情,恩泽医局旧址已然成为中外民间交流的窗口。

英国皇家亚洲协会北京分会会长 Alan Babington Smith(中文名白龙)及其夫人、美国新闻周刊杂志北京分社社长刘美远女士于 2015 年 9 月到访恩泽医局,同行的杰夫·撒切尔是"杜立特尔行动"队员大卫·撒切尔的儿子。刘美远的父亲刘同声先生曾经帮助过当时正在转移的美国飞行员,担任陪同、翻译和护送任务。

"中国人讲究缘分,或者说是命运。现在的中国在世界上扮演着一个非常有国际影响力的角色。缘分不仅影响着中国人,也改变了外国人的生活,缘分更是将东西方结合得更紧密。"白龙在文章中写道。

白龙先生和刘美远女士一直致力于杜立特尔行动队的相关史料收集,并多次为恩泽院史馆和白明登的后人、杜立特尔飞行员的后人牵线搭桥。

恩泽留韵

"这是将 1901 年在中国由白明登先生建造的恩泽医局，和 1942 年美国杜立特尔奇袭队联系在一起，将我和夫人刘美远联系在一起，将东西方联系在一起，将中国历史与 21 世纪联系在一起的真实的故事。"

1991 年，95 岁的杜立特尔在一封给中国人民的信中写道："在我和轰炸机队的飞行员弃机降落在中国后，中国民众以巨大的勇气营救了我们，想方设法保护我们。我衷心地期望我们的年轻一代永远不忘记美中两国人民在第二次大战中做出的巨大牺牲，共同努力，不让战争悲剧重演。"

因那场 79 年前的生死营救结下的中美友谊，至今仍在继续。血脉中华，峥嵘岁月，烽火回望，曾经的过往不会被历史所湮灭，那些炙热的情感涌动不会被冷却，记忆依旧鲜活，热血依旧奔涌。

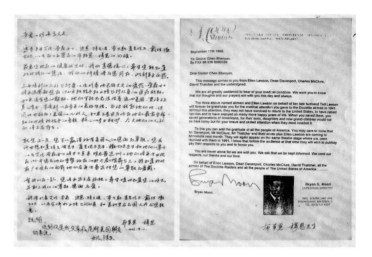

1996 年，陈慎言先生病危，劳逊夫人与 7 号机组成员及其子女通过布莱恩的信件表示慰问。

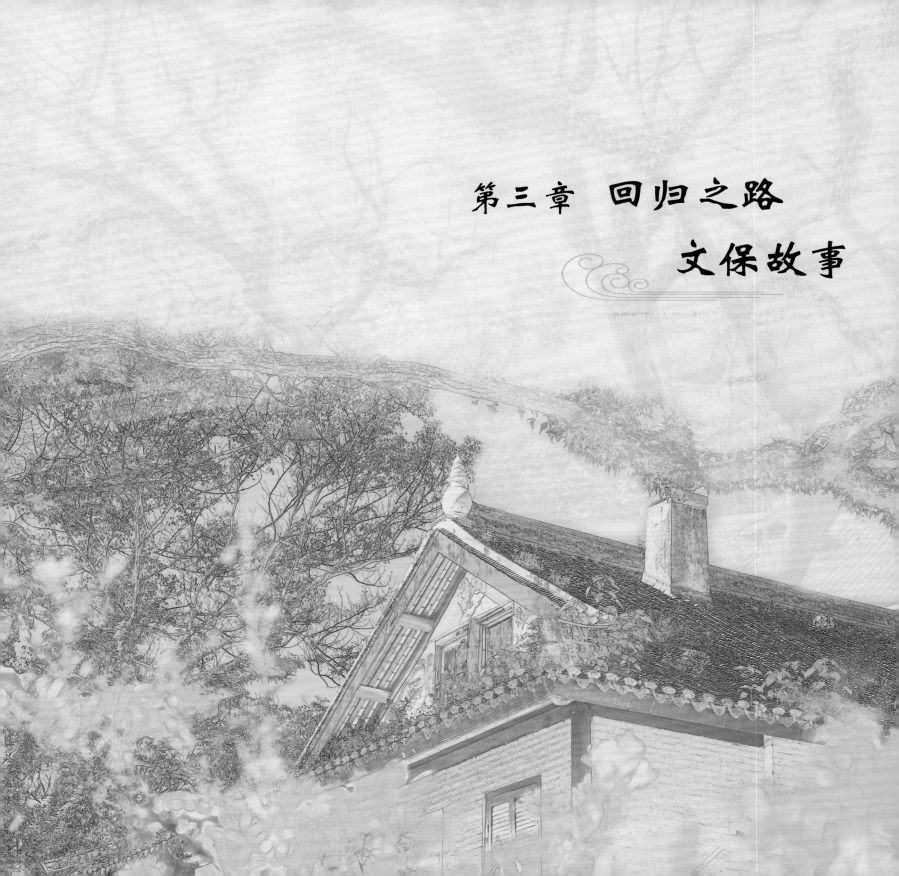

第三章　回归之路

文保故事

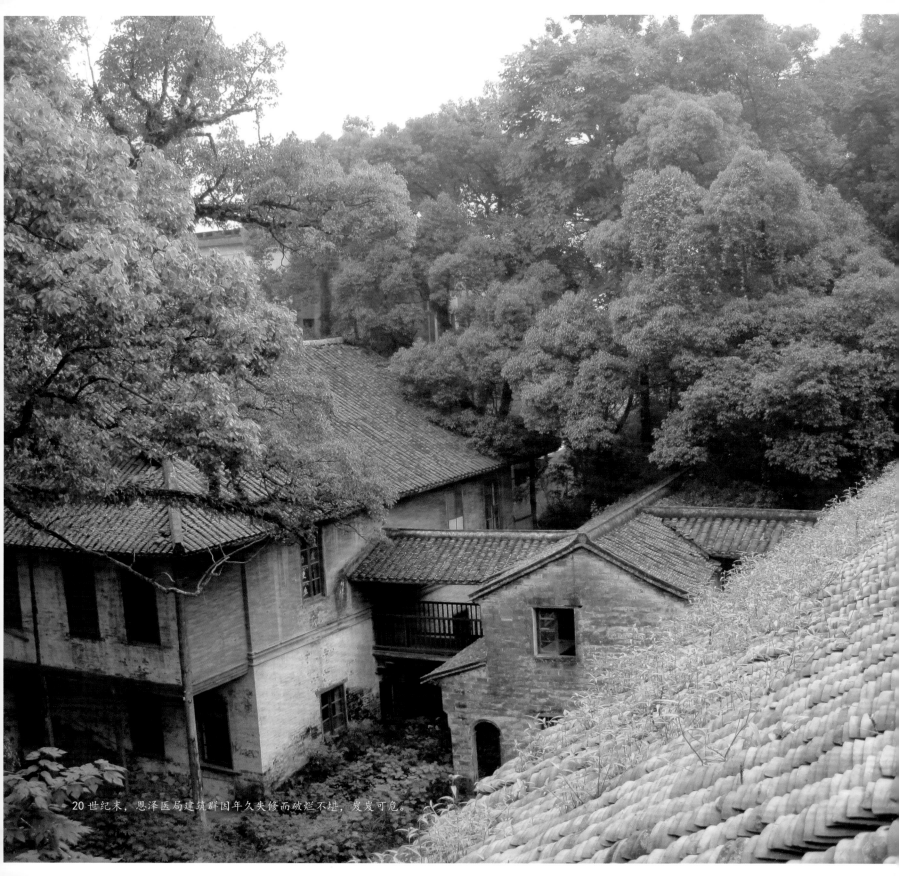

20 世纪末，恩泽医局建筑群因年久失修而破烂不堪，岌岌可危。

一份老档案，唤起恩泽浴火重生

恩泽医局有过"风光"的过往，也有过"坎坷"的曾经。到了 20 世纪末，恩泽医局建筑群几经变迁，终因年久失修而破烂不堪。其内部户坏门破、梁断顶陷，外部井淤水塞、杂草丛生。若再不进行修缮，这座中西合璧的百年建筑就会淹没于历史的尘沙之中……

恩泽医局，犹如一只饱经风霜的浴火凤凰，急需一次"涅槃重生"。

谁来点燃这一把火呢？

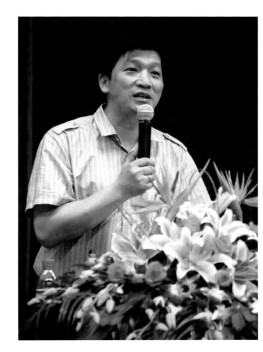

陈海啸院长

追根溯源，产权回归

冥冥之中，陈海啸担起了这一历史重任。

陈海啸，自 1983 年大学毕业进入台州医院工作，至 2001 年担任院长，在近二十年的时间里，他很少听到"恩泽"这两个字。然而，他知道医院的后山上有一座精美的建筑，他也知道建筑原址原名"小桃源"，因风景秀丽而得名。在拜读陈省几的《恩泽医院记》时，他对"春则桃花满园，望之如锦；夏则绿阴遍地，随处生凉。自秋而冬，遍山红叶，佳趣转多"的美景产生遐思。

2001 年 9 月，陈海啸偶然间看到一份老档案，档案中提到了这所建筑的历史渊源，以及与台州医院的

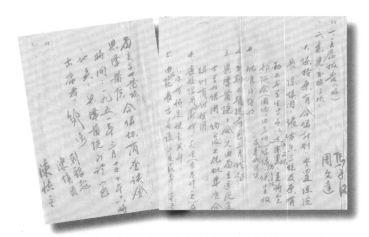

一份老档案，激发了陈海啸的历史责任感和人文情怀，更使恩泽医局建筑群浴火重生。

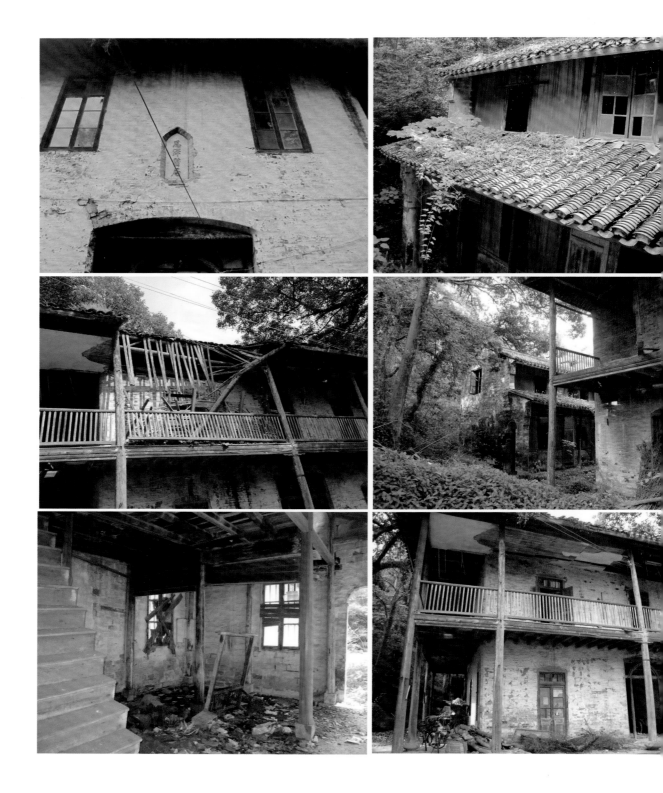

恩泽医局修缮前的破损状况

血脉关系。看罢，他萌生了正本清源、追根溯源的念头，以及一定要挖掘恩泽医局的历史文化，赋予台州医院新时代"文化符号"的想法。

于是他雷厉风行，聘请有关专家进行论证，确定至2001年，台州医院的历史不是六十余年，而是整整一百年。众所周知，某一古建筑若已完全毁坏，在其原建地点复原重建的建筑物，不管其依据充分与否，都只能是一座仿制品或复制品，而不是文物本身。

所以，看到恩泽医局的房子岌岌可危，陈海啸痛在心头，提出恩泽医局的修复工作迫在眉睫。

2002年，台州医院就关于《修复保护恩泽医局》的情况汇报台州市主要领导，时任台州市市长瞿素芬现场查看了恩泽医局旧址后，在材料上批示，要求临海市政府及相关部门单位配合展开工作。

2003年7月，陈海啸拟题为《关于对台州恩泽医局建筑进行保护性修复》的报告，呈送台州市人民政府。

2003年7月17日下午，台州市政府副秘书长陈连清代表台州市，与临海市府办、临海市文体局、临海市博物馆、

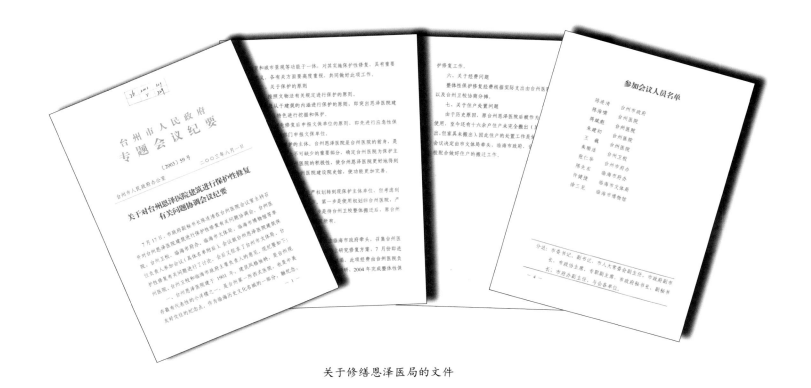

关于修缮恩泽医局的文件

台州卫校等单位，就恩泽医局的保护事宜在台州医院召开专题会议。陈海啸在会上说："恩泽医局集纪念、教育、景观功能为一体，修复和保护是一项必然的工作。"此次会议对修复恩泽医局旧址达成了共识。

当时，恩泽医局的产权归属台州卫校，使用权属台州文工团。为使其尽快得到保护，台州市人民政府下发〔2003〕59号文件，清晰地定位了恩泽医局的功能、产权和保护主体单位，明确了其使用权归台州医院，并逐步落实产权转移。

由此，台州医院作为恩泽医局旧址的使用和管理单位，启动了对入住人员的迁移工作，并进行抢救性修复。

好事多磨，精心修缮

2003年，台州医院投入近10万元对部分旧址进行保护和抢救性修复。当年8月，台州医院派出工作人员对恩泽医局建筑严重损坏的局部进行加固处理，但因屋内存放着原住户的物品，不能全面展开。获得临海市人民政府在政策上的支持后，2006年5月，台州医院启动对恩泽医局旧址住户的迁移协商工作。

当时，恩泽医局建筑群已作为台州文工团宿舍，医局内共住着17户人家，环境脏乱不堪，要将他们一一迁出，不是一件容易的事。

在进行迁移补偿谈判时，负责这项工作的黄米武主任深感压力之重。在与住户的每次沟通中，他都动之以情，晓之以理。

在临海市古城开发和保护委员会的协助之下，历时五年，最后一户人家终于满意地搬出旧址。

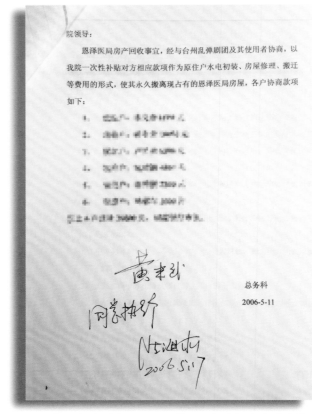

2006年5月，台州文工团职工第一批住户搬出恩泽医局，台州医院领导批准补偿协议。

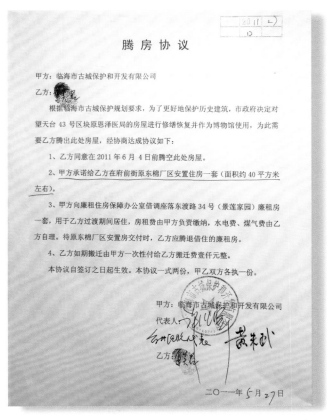

腾房协议

甲方：临海市古城保护和开发有限公司

乙方：⬛⬛⬛

根据临海市古城保护规划要求，为了更好地保护历史建筑，市政府决定对望天台 43 号区块原恩泽医局的房屋进行修缮恢复并作为博物馆使用，为此需要乙方腾出此处房屋，经协商达成协议如下：

1、乙方同意在 2011 年 6 月 4 日前腾空此处房屋。

2、甲方承诺给乙方在府前街原东棉厂区安置住房一套（面积约 40 平方米左右）。

3、甲方向廉租住房保障办公室借调座落东渡路 34 号（景莲家园）廉租房一套，用于乙方过渡期间居住，房租费由甲方负责缴纳，水电费、煤气费由乙方自理。待原东棉厂区安置房交付时，乙方应腾退借住的廉租房。

4、乙方如期搬迁由甲方一次性付给乙方搬迁费壹仟元整。

本协议自签订之日起生效。本协议一式两份，甲乙双方各执一份。

甲方：临海市古城保护和开发有限公司

代表人：⬛⬛⬛

⬛⬛⬛⬛ 黄米武

乙方：⬛⬛⬛

二〇一一年 5 月 27 日

在临海市古城开发和保护委员会的大力支持下，最后一名住户于 2011 年 5 月在协议书上签字迁出恩泽医局。

2011 年 4 月，恩泽医局修缮工程开始，台州医院主动出资 400 万元。工程由临海市古建筑有限公司承建。台州医院聘请台州府城文化研究会对建筑的损伤程度进行评估，并将修缮定性为"文保级维修"。根据《中华人民共和国文物保护法》规定，古建筑"对不可移动文物进行修缮、保养、迁移，必须遵守不改变文物原状的原则"。因此，修缮过程秉持着慎之又慎的态度。

在此期间，黄米武主任深知稍一大意便有可能变修缮为破坏，丧失古建筑之历史风貌与宝贵价值。所以，精心拍照、耐心沟通，对所有参与施工者都传递文物保护的意识。对于材料的使用，不是替换原材料，而是补强或加固原材料、原结构；在万不得已的情况下，才使用与原材料质地相同的构件来更换旧构件；所有仍能使用的材料均保存在建筑之内，甚至连"文革"时期的标语都精心保存着。

在建筑墙体的粉刷上，黄米武主任曾与专家有过分歧。专家认为墙体应该恢复到未经粉刷的裸露状态；而黄米武主任研究恩泽医局老照片后认为，恩泽医局的原墙体是蛎灰水浅粉刷过的白色。最终复原了恩泽医局的墙体原貌。

2011 年 9 月，恩泽医局被公布为临海市重点文物保护单位。

"众人拾柴火焰高"，在陈海啸等一众具有历史责任感和人文情怀的有志之士的共同努力下，恩泽医局这一历经百年风霜的火凤凰，在烈火中挥动起耀眼的新羽翅，蓄力冲天……

将心注入，文保级修缮的范本

恩泽医局修缮工程启动前期，专家组与承建单位对其进行了残损现状评估：基本格局仍存，结构基本完整。因年久少修和人为无知性破坏等因素的影响，建筑残损情况较重，屋面渗漏严重，木作部分有不同程度的霉烂和蚁蛀现象（主要是霉烂），粉刷和油漆剥落，屋脊、门窗、隔断和地面等改动较大。

如此现状，要修缮复原，非得花费一大番功夫不可。

制定原则，步步为营

兵马未动，粮草先行。为确保修缮工程顺利进行，维修原则的制定不可或缺。为此，遵照"保护为主，抢救第一，合理利用，加强管理"的文物工作方针，在全面勘测和对现状残损认真分析的基础上，恩泽医局修缮工程制定了以下几条维修原则：

一、对文物建筑的维修必须遵守"不改变文物原状"的原则。

二、最低干预原则：建筑的维修所采用的修补、复制、加固措施，均以保证安全为准则，尽量少更换原构件，尽可能多地保留原物，能修的不要更换，不得整体落架大修；只允许屋面局部落架维修，木

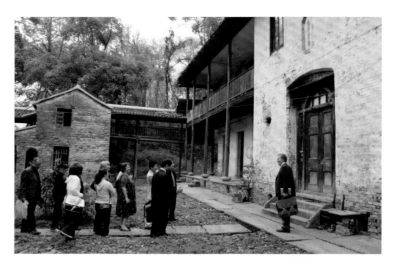

1994 年，美国飞行员后人来恩泽医院寻根感恩，看到破旧的建筑物悻悻离去。

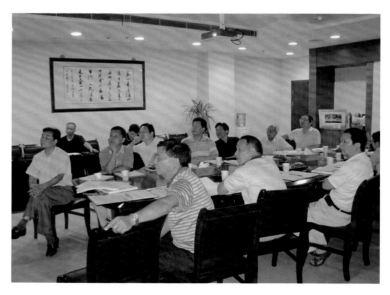

台州府城文化研究会专家论证修缮方案

构架采用打牮拨正的方法进行维修。

三、更换的木构件，应参照《古建筑木结构维护和加固技术规范》（GB50165—92）承重结构木材材质标准表6.3.3 的规定，其强度应符合《GB50165—92》表 3.3.1-1-2 的规定。各大木构架的选材标准参照《古建筑修建工程质量检验评定标准》南方地区（CJJ70—96）表 4.0.3。木材的含水率，结构用材料不大于 18%，装修、装饰用材不大于 12%。

四、充分体现"以人为本"，改善基础设施（如水、电等）。

此次恩泽医局的修缮定性为文保级工程维修项目，每一步均严格按文物建筑要求进行。文物维修是一种既不同于新建筑营建也不同于普通建筑维修的项目，它的特殊性表现在两个方面：一是它受《文物法》保护，它的构件，尤其是重要的结构构件，如柱、梁、桁，原则上不得更换，只能采取修补、补强的办法。二是许多维修工作是随着施工的进展才逐步显露出来的。有鉴于此，施工单位在施工时不得因赶工期而损坏文物的价值。

综合改善，还原"森林医院"

在精心筹划、部署之下，恩泽医局修缮工程将"对遗存建筑进行修缮，对环境进行整治，充分体现'以人为本'改

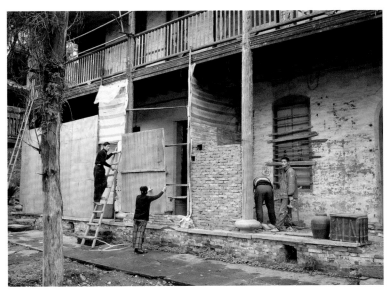
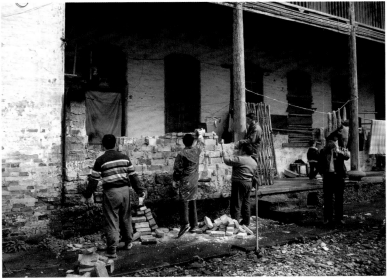

工人们正在拆除乱搭建

善基础设施"作为总指导思想。

打好基础，是成功的第一步。恩泽医局的基础修缮工程显得尤为关键。当时，虽然恩泽医局的遗存建筑均未见明显的基础沉降情况，但为慎重起见，维修施工时仍时常进行复查，沉降大于 30 毫米时便进行找平归位，确保基础无隐患，保证文物建筑绝对安全。

此外，修缮工程根据恩泽医局各部分的残损情况，具体问题具体分析，针对性地采取相应的修缮措施，进行了诸如楼地面工程、木构架工程、装修工程、屋面工程、墙体工程、油饰工程等系列工程，事无巨细，纤悉无遗，确保恩泽医局内的石板地面、木地板、搁栅、吊顶栅、额枋、桁条、柱子、木楼梯、门、窗、吊顶、木板壁、栏杆、屋瓦等，凡有损坏一并修缮复原。

恩泽医局依山而建，晚清风格的历史建筑自北向南而列，两侧环山，四周大树华盖，植被茂密，环境清幽，素有"小桃源里的森林医院"之誉。恩泽医局的修缮，不止对其遗存建筑进行修缮，还对其环境进行了综合整治，令其还原到曾经的"森林医院"之风貌，重焕往日光彩。

修缮后，恩泽医局西、北两侧沿山形砌筑块石挡土墙，形成独立的庭院，同时整修院落排水系统，使其排水畅通。主庭院是开放的公共活动空间，以恩泽楼（养病院）为主景，保留院内现存青石古井，采用简洁明朗的规则式布局，宽敞的石板甬道连接井台和台门为中轴，两侧是下沉式铺装广场。广场铺地以石板为主，庭中镶嵌方形和圆形的青砖地面，使得铺地

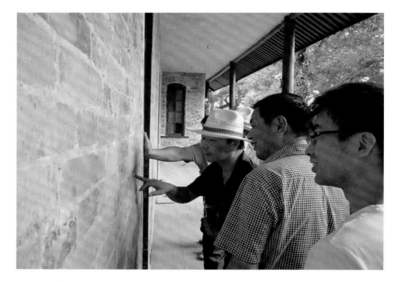

临海市博物馆徐三见馆长（右三）常临工地指导

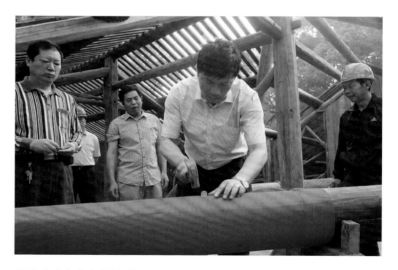

陈海啸院长为大梁添彩

景观富于变化，并设置砖砌树池，配置高低错落、层次清晰的乔灌木。

恩泽楼北侧、清气院和恩泽医局附楼的西侧根据地形辟为小游园，与主庭院隔廊相互透景，是相对宁静的半封闭空间。小游园采用自然式的手法，以几何化的构图方式划出休闲广场、绿地和园路，道路与广场结合，路缘以堆砌的矮块石挡土墙与绿地为界，转角布置石柱，充满古朴的传统韵味。

主庭院在植物配置上，借鉴西方园林风格，以观叶植物为主来体现季相景观。全院景观的焦点是以南井台边对植的高大浓荫的古樟，主景观轴（甬道）两侧和恩泽楼南列植蜡梅，下层选用整形修剪的灌木金叶女贞为绿篱，铺装广场的中庭树池各植两株桂花，沿围墙以整齐的珊瑚树为篱。植物造景和大面积的石板铺地相结合，营造出疏朗简远的活动空间。

小游园则采用自然式种植，保留现有大树为上木，以桂花为基调树种，配植孝顺竹、罗汉松、蜡梅为中层，放置景石，林下散植含笑、杜鹃、八角金盘、海芋、南天竹、侧柏等常绿耐阴花木，石板小径从中穿过，宁静而安逸，空间层次分明，色彩丰富。恩泽医局附楼和清气院的石板空地上摆放盆栽兰花，与丛植的翠竹相映成景，寓意清气若兰，虚怀若竹。园内四季常青，三季有花，八月风清月明时赏桂，冬赏松竹梅岁寒三友，充满了清幽雅致的中国古典园林意境。

恩泽医局以建筑景观为核心，运用铺地、植物、小品等构景要素渲染出青灰色的主色调，适当点缀金黄色（灌木），朴素、庄重又不失清新明亮。同时通过绿色植物对人体的自然疗效，如香樟分泌的挥发物质具有杀菌作用，桂花香可润心肺和益气，达到康复和健身的效果。置身院中，满目苍翠，清气四溢，令人神清气爽。

通过一系列的修缮整治，昔日"森林医院"的独特韵味呼之欲出。"而本院房屋装饰如是之美丽，风景如是之清幽，凡病人之来本院就医者，非但可以养病，抑且可以养心，并可以延年。"当年陈省几写下的这一评语，用来形容今日的恩泽医局，依旧实至名归。

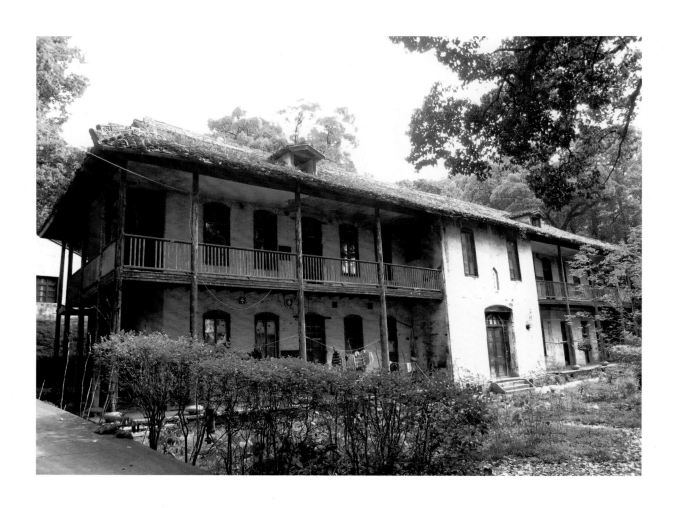

恩泽医局主楼（养病院）修缮前后

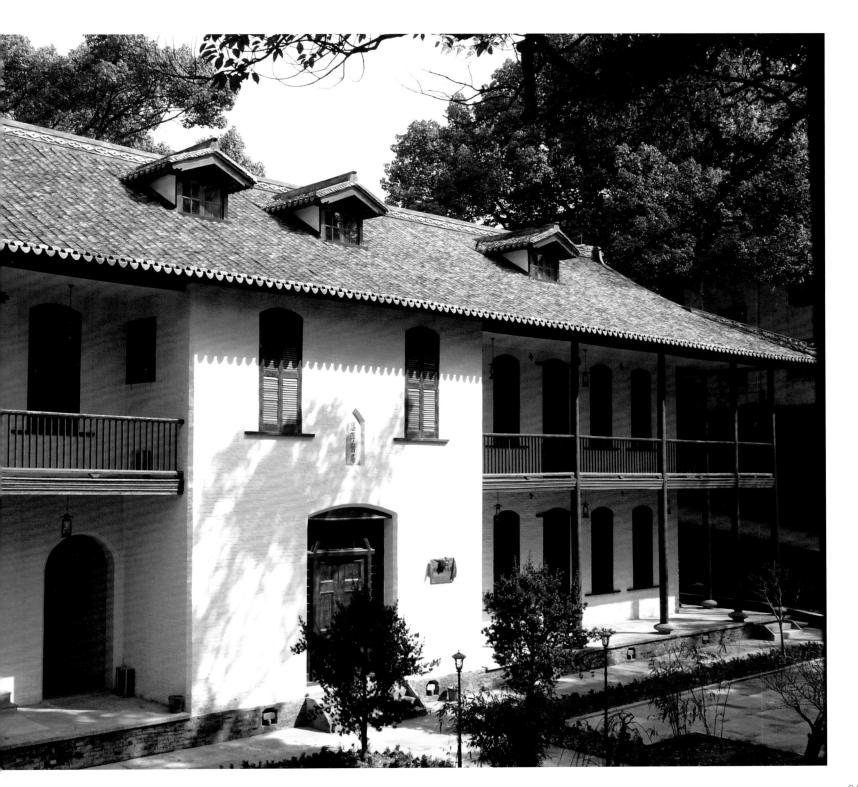

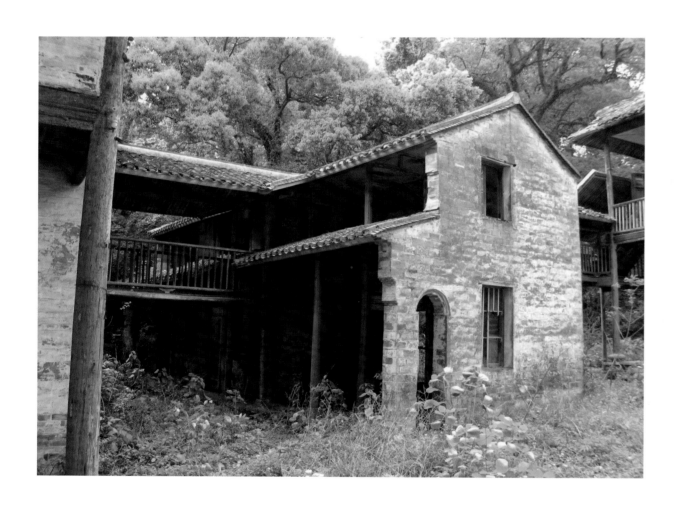

恩泽医局附楼（学生宿舍）修缮前后

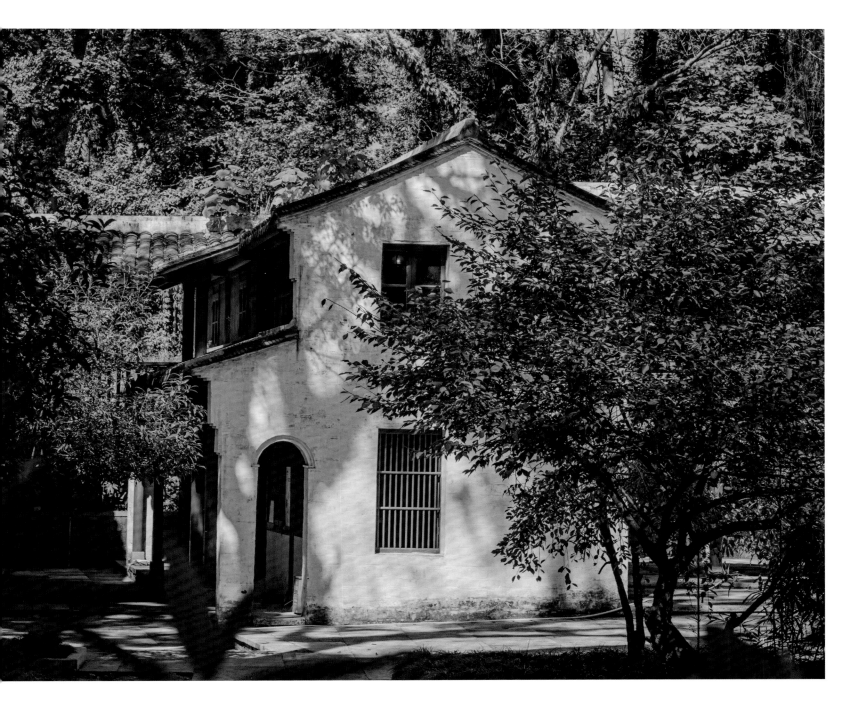

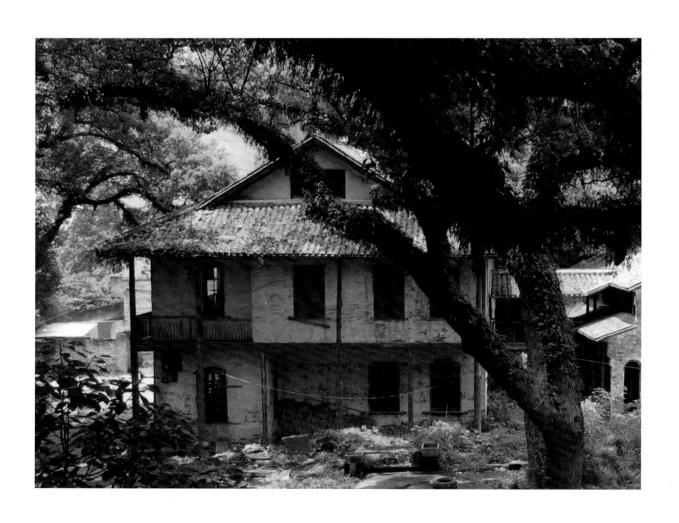
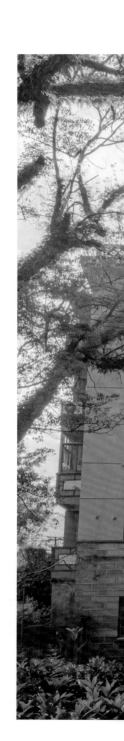

恩泽医局清气院修缮前后

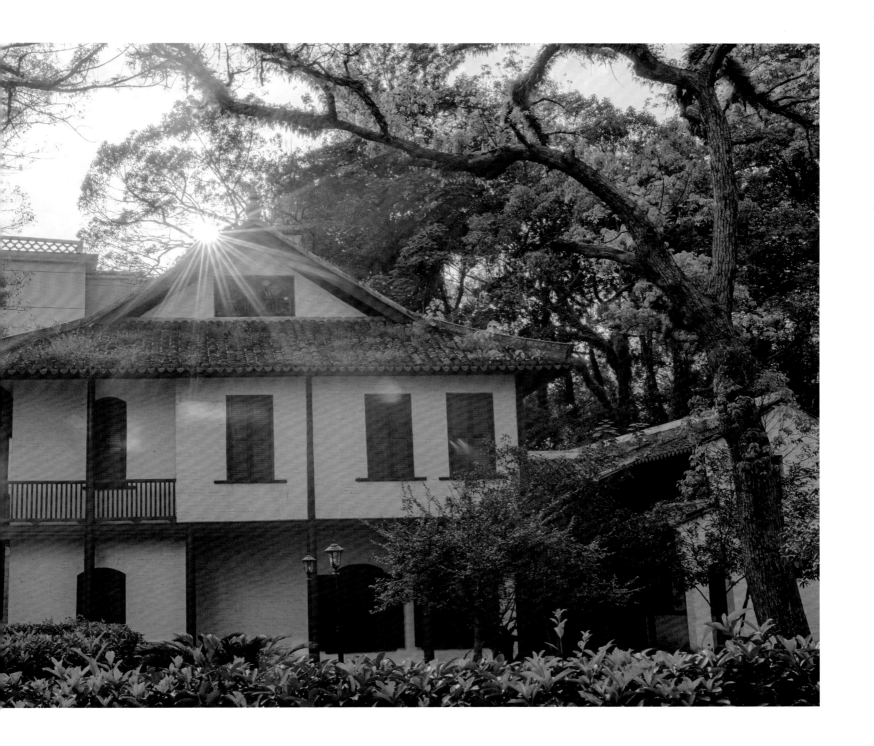

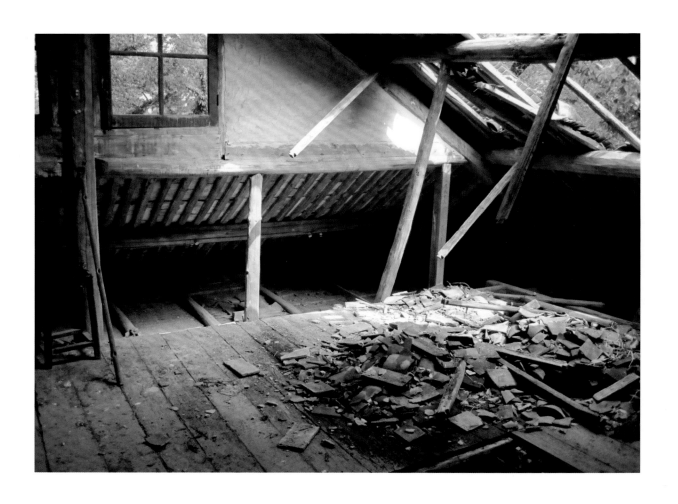

木阁楼修缮前后

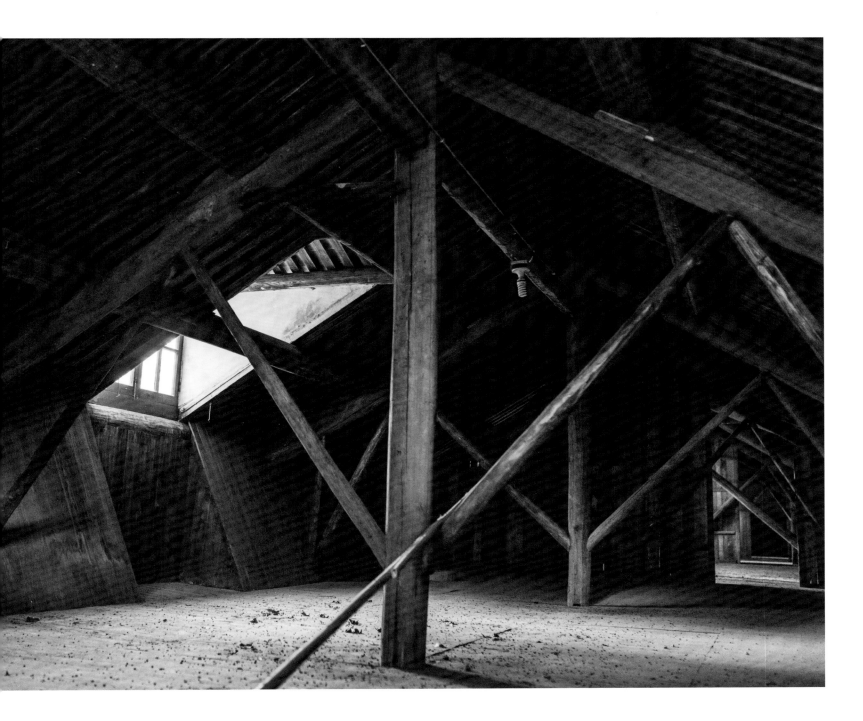

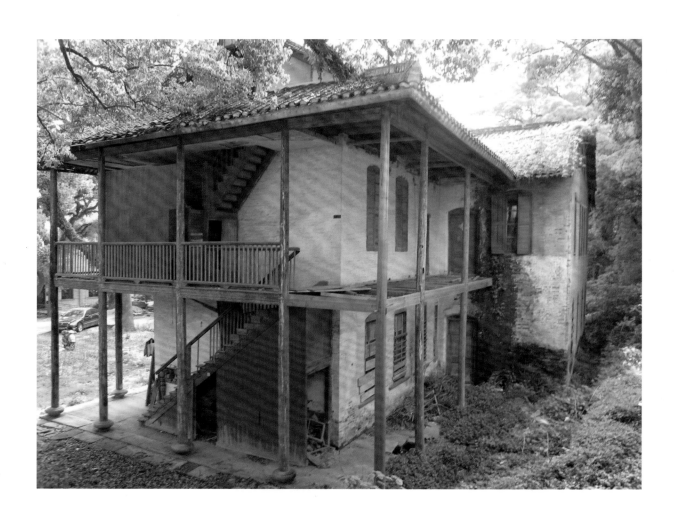

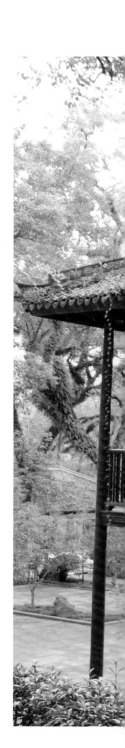

恩泽医局养病院东北侧立面修缮前后

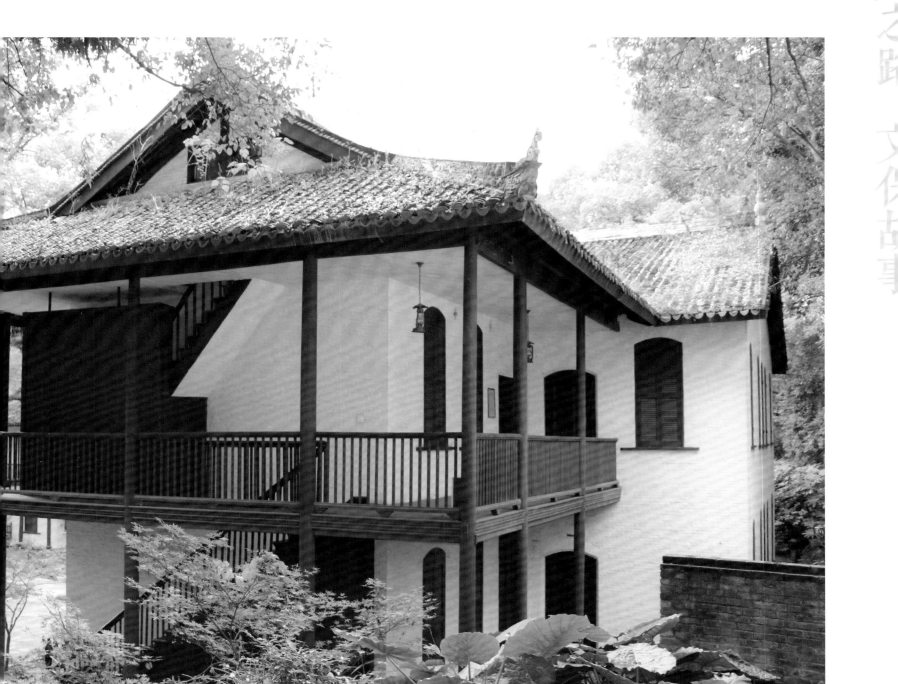

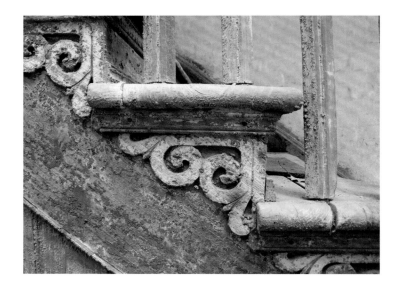

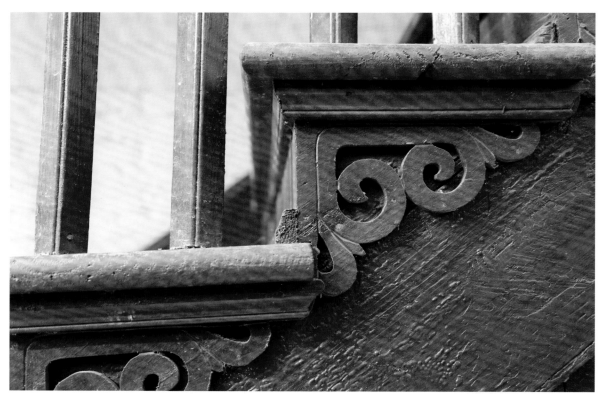

楼梯祥云木雕修缮前后

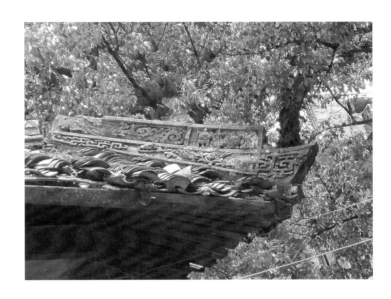

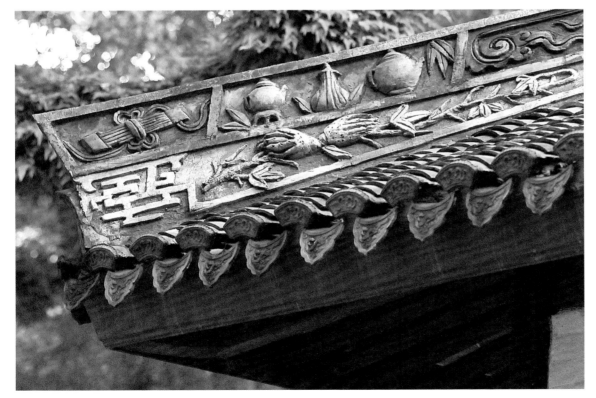

飞檐"悬壶济世"蛎灰雕修缮前后

芳华重现，从细节到内涵无可挑剔

2011 年 9 月，恩泽医局建筑群列为临海市重点文物保护单位。同年 11 月，恩泽医局修缮工程圆满结束；12 月，恩泽医局旧址设为台州恩泽院史馆，并正式对外免费开放。

恩泽医局历经淬炼，终于重现芳华。涅槃后的恩泽医局，从细节到内涵都无可挑剔，其间精彩点滴，无不令人叹为观止。

从被封住的拱门雕花说起

2011 年 8 月中旬的一天，恩泽医局建筑工地上，一位工人站在一扇拱门前惊呼："看哪！这石灰的里面藏着东西呢！"

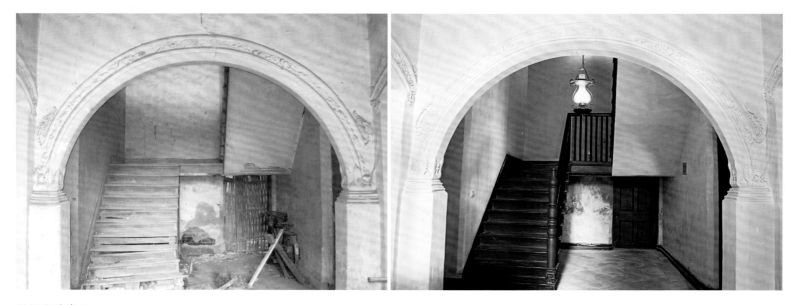

拱门修缮前后

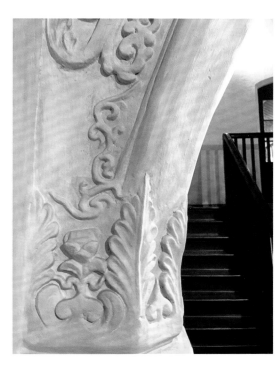

拱门上寓意丰富的雕花图案

原来，这黑乎乎、脏兮兮的石灰墙壁里面，竟是恩泽医局清气院在清末修建之时，工匠们精心制作的蛎灰雕花艺术。

为何拱门被人用石灰封住？为何它被众人遗忘？为何它沉睡了近半个世纪？原来，"文革"时期，居住在此地的住户（台州文工团职工）怕此雕塑被当作"封、资、修"的"四旧"，给自己带来麻烦，但又不忍心将宝贵的历史文物恣意损坏，故而采取封存的折中之法。

看到这一幕，极具文物保护意识的基建办负责人立刻说："大家要像挖掘文物般小心谨慎，咱要让拱门恢复当年的光彩！"

于是，原先的大锤换成了小刀等精细工具。在大家的齐心协力下，这座中西文化结合的蛎灰雕花拱门一点点被剔出来，精美的图案再一次展现在人们眼前。

如果说历史建筑是一部来自遥远时代的固态书信，那么拱门雕花图案所传递的文化信息，则值得今人细细推敲。拱门中央是"寿"字的变体图案，蕴含中国传统文化中"福、禄、寿"的美好祝福；拱门的中部雕花为中国的国花牡丹。拱门上精心雕刻的天使翅膀，颇似中世纪哥特式教堂里的装饰图案，寓表此处如同天堂一般圣洁纯净；旁边雕刻的"如意"变体，又将中国士大夫对"如意人生"的向往之情寓于其中。这一扇中西合璧的拱门，与恩泽医局建筑外部顶上的"悬壶济世"飞檐、建筑内部木制楼梯边的"祥云"雕花交相呼应、相得益彰。

这些尽善尽美、匠心独具的细节，蕴含着设计者的信仰与理念。设计者对空间变化的安排、对材料探索性的使用、对光线的层层揭示，体现在建筑的每一朵雕花、每一枚图案、每一处细节处理中。

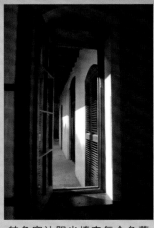
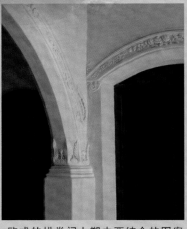
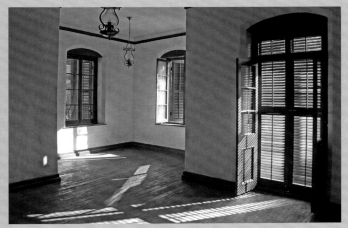

转角窗让阳光填充每个角落　　欧式的拱券门上塑中西结合的图案　　木制百叶窗以不同的角度传递光线

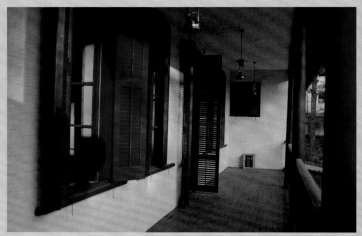
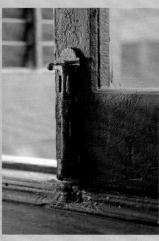
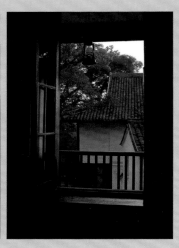

二楼木外廊充满浓郁的英式乡村风格　　手工锻打的老插销　　夕阳下的木窗

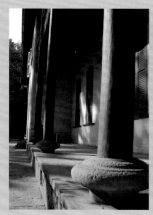
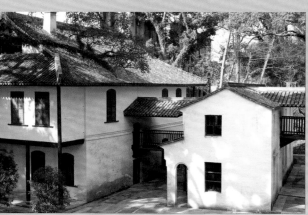
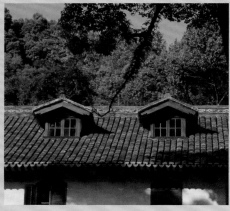

一楼廊柱及石础
（台下有通风孔）　　清气院及附楼　　屋顶一对老虎窗

人文关怀，"外八字"门墙与连廊

恩泽医局建筑的匠心之处，还在于大量采用"外八字"的门墙设计。

这样的设计，在国内极为少见。此设计从一开始就假定每一扇门的地方，会有大量的人群进出，而存在拥挤的情况。如何有效防止人群在这种情况下发生磕碰？如何避免"老、弱、病、残、孕"的患者受到伤害？如何让门口显得更加宽敞、透亮、美观？

这就是"外八字"门墙的设计思路，它将建筑的公共价值性与医疗的追求安全性体现得淋漓尽致，堪称现代医院防撞设施的"开山鼻祖"，完美体现了恩泽医局的人文关怀精神。

恩泽医局的人文关怀内涵，还体现在连廊设计上。

一百二十年前，恩泽医局的三座建筑就采用长廊连接的设计，这在当时的医院建筑中并不多见，恩泽医局可谓先行者。

清气院和恩泽医局附楼之间的连廊为架空廊，宽 1.6 米，采用木制结构；恩泽医局附楼和主楼养病院之间的连廊为二层空廊，宽 1.4 米，也是木制结构。一楼连廊均为石板地面，二楼连廊为木制楼板，两边设木栏杆。廊柱为木柱，柱下为石作圆鼓式的柱基。

宽敞的连廊设计，让患者穿梭于门诊、药房、病房时，可以避免风吹、雨打、日晒，充分体现了人文关怀与贴心呵护。

同时，连廊的设计形式，也微妙地扩大了建筑的剖面空间感。穿行在连廊中，人可从不同的角度欣赏医院庭院

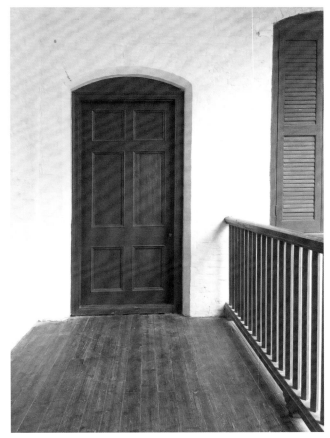

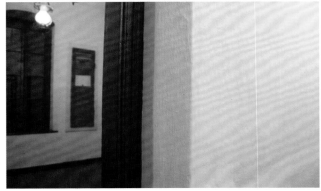

体现人文关怀的"外八字"门墙

中的参天大树、享受四面来风。一系列空间的延伸和压缩，
丰富了人们的空间体验。高大古朴的廊柱，使艺术融于结构
和建筑流线之中。不同的流线相互交织，形成了持续变化的
风景。

别具一格，通风、透气与壁炉

在恩泽医局修缮工程中，工人们发现建筑内保存着完整
且仍具备相应功能的物件。无论是生铁插销、木栓铆钉，还
是廊柱石阶、墙体柜体、铁质合页，这些老物件现都保存在
台州恩泽院史馆之中，将恩泽医局建筑"永久的魅力"向人
们娓娓道来。

一百二十年的风霜雪雨，不但没有消损恩泽医局建筑的
风采，反而使其熠熠生辉。在采光、透气、通风方面的精心
设计，可谓其保持光辉的"不二法门"。

恩泽医局建筑的门窗均采用木作，具有西式风格，窗上
不设过梁，采用砖拱券做法，使采光效果更好。木制百叶窗
保证病房的透气换风，其设计精巧灵便，手工锻打的生铁插
销直到今日仍然可用。

悬空透光的地下层设计，保证了依山而建的建筑在梅雨
季节不返潮、不霉烂；每间房屋的透气孔、房顶透风的老虎
窗、承载屋面的"三角人字架"、让阳光充满每个角落的转
角窗，保证了建筑的通风效果。

除去采光、透气与通风的精心设计之外，恩泽医局还配
置了舶来品——壁炉。清朝末年，对于习惯用土炕、火盆取
暖的中国患者来说，恩泽医局内壁炉的存在真是"一个传奇"。

值得一提的是，壁炉里的防火砖都是从英国购置的，直

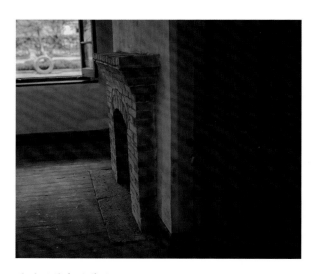

恩泽医局内的壁炉

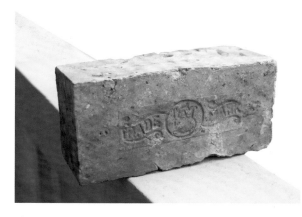

壁炉防火砖

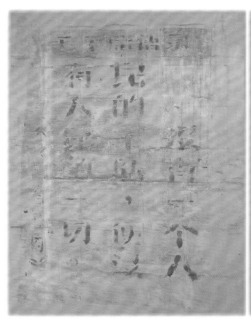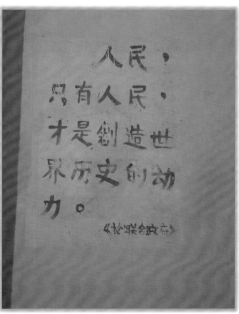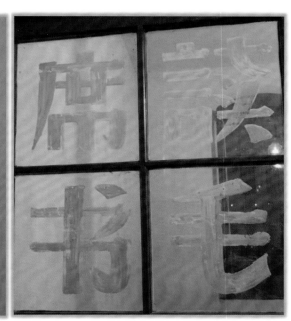

恩泽医局内具有时代特征的文字和口号也被保留下来

到今天仍清晰可见其产地公司的名称。恩泽医局的特等和头等病房均配备了壁炉设备，为壁炉而设计的排烟道能够有效排烟，让病房在温暖如春的同时毫无异味。

　　行走在恩泽医局旧址，这样的细节与内涵所带来的感动无处不在。除去上述一个个精巧的细节，还有烙印着岁月痕迹的油漆包浆、屋檐角上的"悬壶济世"蛎灰雕、墙上具有时代特征的文字……一步一景，一步一倾心，目光所及皆为饱满醇厚的别样韵味。

"文保"之路，恩泽精神永流传

一个民族的文化遗产，承载着这个民族的认同感和自豪感；一个国家的文化遗产，代表着这个国家悠久历史的"根"与"魂"。保护和传承文化遗产，就是守护民族和国家过去的辉煌、今天的资源、未来的希望。

恩泽医局作为一项重要的物质文化遗产，对其开展重量级的文物保护工作，乃是必经之路，更是当务之急。

顺利晋级"省文保"

2015 年，恩泽医局开始筹备申请浙江省文物保护单位。

2015 年 12 月 9 日，临海市人民政府向浙江省文物局发临政函〔2015〕118 号文件《临海市人民政府关于推荐申报第七批浙江省文物保护单位的函》。12 月 25 日，台州市文化广电新闻出版局向浙江省文物局发台文广新〔2015〕147 号文件《关于推荐恩泽医局为浙江省第七批文物保护单位的报告》。

经过资料评审，2016 年 4 月 22 日上午，浙江省文物局吴志强副局长带领专家组一行 16 人，对恩泽医局建筑群进行现场考核。台州医院党委书记张锐利、院史馆主任黄米武带专家组参观了台州恩泽院史馆，并根据馆内陈列的照片与物件介绍了恩泽医局的创建与总体规划平面及概况。

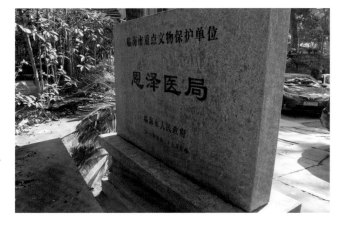

2011 年 9 月，恩泽医局列为临海市重点文物保护单位。

随后，专家组成员仔细地察看了恩泽医局建筑的各个部位，老水井、木制百叶窗、门的合页、手工打造的插销、蛎灰雕塑……当看到一百多年前清气院拱门上完美融合中西文化的精美雕饰、病房里人性化的"外八字"门、洗手间和恩泽医局为医疗用水专门设计制造的原始水净化装置时，诸位专家惊叹，经历了百余年沧桑的医局建筑，不仅保护得好，修复得也很好。

这么多年了，这里的总体布局有没有发生变化？

照片里的文件、文物现在保存在哪里？

墙面的粉刷效果与原建筑是否一样？

现场考核过程中，各位专家进行认真的询问与考察。专家们认为，馆内的文物皆受到妥善保管，而对于那些因时间而日益受损的墙面、地板等，都根据原状进行了文保级维修，尽量保持原样。

"这样的百年建筑真的很难得，它不仅是恩泽的，也是全省人民的物质和精神财富。"专家组领导说。考核结束临行之际，省文保局领导嘱咐说："这里是中美两国人民友谊的实物见证，一定要保护好！不但要成为省文保，还要成为国家文保！把恩泽的文化和精神传承给子孙万代！"

此后，根据资料打分，恩泽医局建筑排名第一，在六家竞选单位中脱颖而出。2017年1月13日，浙江省人民政府公布浙政发〔2017〕2号文件《浙江省人民政府关于公布第七批省级文物保护单位的通知》，恩泽医局正式列入省级文物保护单位。

2017年1月，恩泽医局列为浙江省文物保护单位。

实现"国保"的蜕变

恩泽医局成为省级文物保护单位不久,2018 年,第八批全国重点文物保护单位的评审工作如火如荼地展开。恩泽医局紧抓机遇,积极筹备,果敢地向"国保"的大门迈去。

2018 年 12 月 29 日,临海市人民政府在关于同意推荐申报第八批全国重点文物保护单位的批复文件中写道:"你单位提出的《关于要求同意推荐申报第八批全国重点文物保护单位的请示》已收悉,经研究,现答复如下:巾山塔群、台州府文庙、恩泽医局等 3 处文物保护单位具有较高的历史、艺术、科学价值,且得到有效的管理和完整的保护,基本符合第八批全国重点文物保护单位的申报要求,特此同意推荐,请抓紧时间做好相关申报工作。特此批复。"

2019 年 1 月 15 日,浙江省文物局向国家文物局递发文件,称:"根据贵局《关于开展第八批全国重点文物保护单位申报遴选工作的通知》(文物保发〔2018〕12 号)精神,我省组织开展了第八批全国重点文物保护单位推荐申报工作。经审核,认为恩泽医局文物价值突出,且征求了地方政府及产权人等利益相关者的书面意见,符合推荐申报要求,同意推荐申报第八批全国重点文物保护单位。"

2019 年 10 月 10 日,经过推荐项目的申报、遴选申报项目、征询意见确定三个阶段,国务院新闻办举行政策例行吹风会,正式公布第八批全国重点文物保护单位名单。全国共 762 处,临海 2 处,恩泽医局旧址名列其中。

自此,恩泽医局旧址正式成为全国重点文物保护单位。它不仅是目前浙江唯一一座保存完好的医院古建筑,更是医

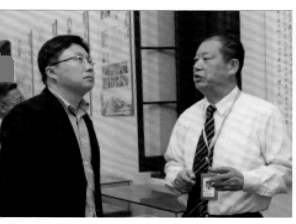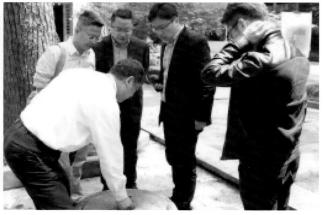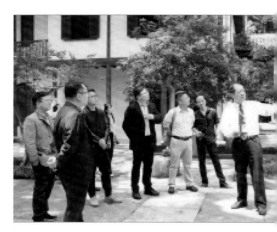

2019 年 5 月,"国保"考核组在恩泽医局进行全面检查考核,对恩泽医局的修缮、保护、利用等表示肯定与赞赏。

疗行业罕有的"国保"单位。专家评价道："要研究清朝时期的西式医院，就来恩泽医局吧。这里保存了这一时期西式医院的全部信息，她的历史比协和医院早十多年，比上海红房子医院信息完整且原始，没有任何的近现代信息干扰。同时，这里还是世界反法西斯战争时期重大历史事件的发生地和保护得很好的遗址，全国罕见。"

乘风借力，乘胜追击。恩泽医局在保护与发展的道路上，绝不止步。成为"国保"单位之后，很快又投入"不可移动文物保护利用优秀案例"的评选活动之中。

2021年6月25日，浙江省文物局公布全省第三届不可移动文物保护利用优秀案例和入围案例名单。在全省数万家文物保护单位中，21个案例被评为优秀案例，19个案例被评为入围案例，其中，台州临海市文物保护所申报的"恩泽医局旧址保护利用案例"成功获评不可移动文物保护利用优秀案例。

从文物保护角度来说，恩泽医局保存了历史文物的原真性，传播了时代信息，并且恩泽医院当年参与重大国际援助的历史事件，这些种种叠加在一起构成了医药遗址文化的完整性，它应是浙江的一个代表，一个经典，是近代浙江医药的宝贵文化遗产。同时，台州恩泽医疗中心（集团）的主动性保护又堪称当今企业抢救保护修缮文物的一个典范。评审专家如是说："如果都像恩泽医局那样主动地去保护文物，那就没有什么文物不能被保护下来了。"

台州恩泽院史馆内设16个展厅，1号展厅陈列原始资料，2号展厅介绍白明登生平，3号展厅介绍陈省几生平，

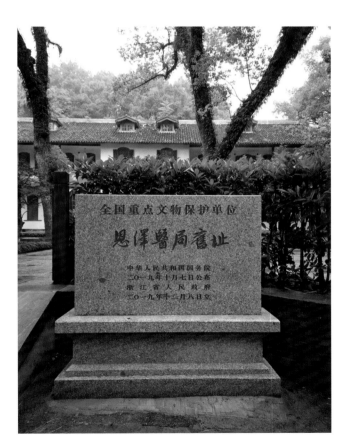

2019年10月，恩泽医局列为全国重点文物保护单位。

4号展厅介绍恩泽建筑史，5号展厅复原陈列手术室，6号展厅为抗战纪念室，7号展厅复原在恩泽医局接受医治的美军飞行员劳逊病室，8号展厅介绍美军飞行员撒切尔在恩泽医局的治疗生活情况，9号展厅为"恩泽脊梁"专题展览，10号展厅为"恩泽医事"专题展览，11号展厅展示了教学楼一楼的原始水净化装置，12号展厅复原了药房，13号展厅为候诊厅，14号展厅为门诊室，15号展厅展示了战后援华救济物资包装箱，16号展厅为恩泽医局礼拜堂。

日复一日，周而复始，恩泽医局——这所被修缮得"忠于历史、还原历史、再现历史"的建筑物，作为台州恩泽院史馆，接待着国内外无数前来参观的人们。

恩泽医局，蕴藏了医者仁心，历经了战火纷飞，见证了中外友谊，体会了人间大爱。那些旧时光与恩泽医局的百叶窗、楼梯上的祥云木雕一起成为国家永恒的记忆。新时代赋予恩泽医局新的生命和使命，秉持着医者初心，恩泽医局正焕发出新的生机。

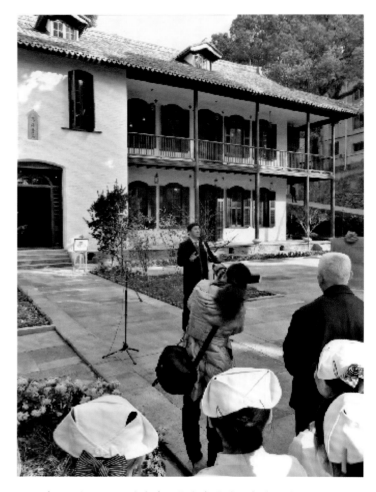

2011年12月29日，陈海啸院长宣布恩泽院史馆开馆。

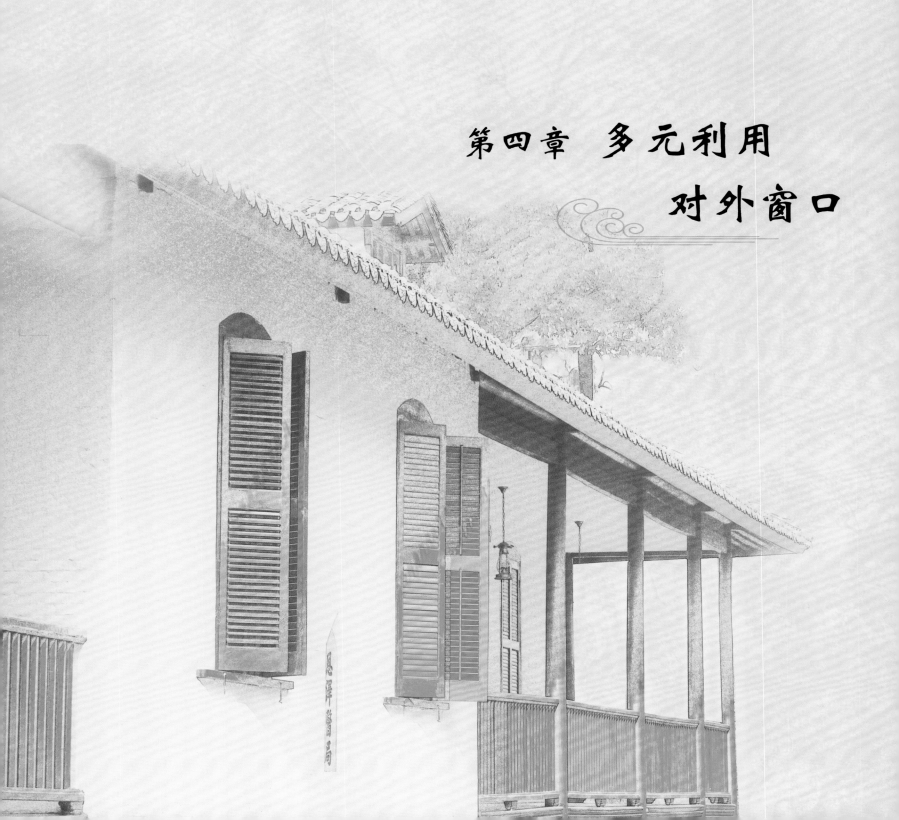

第四章 多元利用 对外窗口

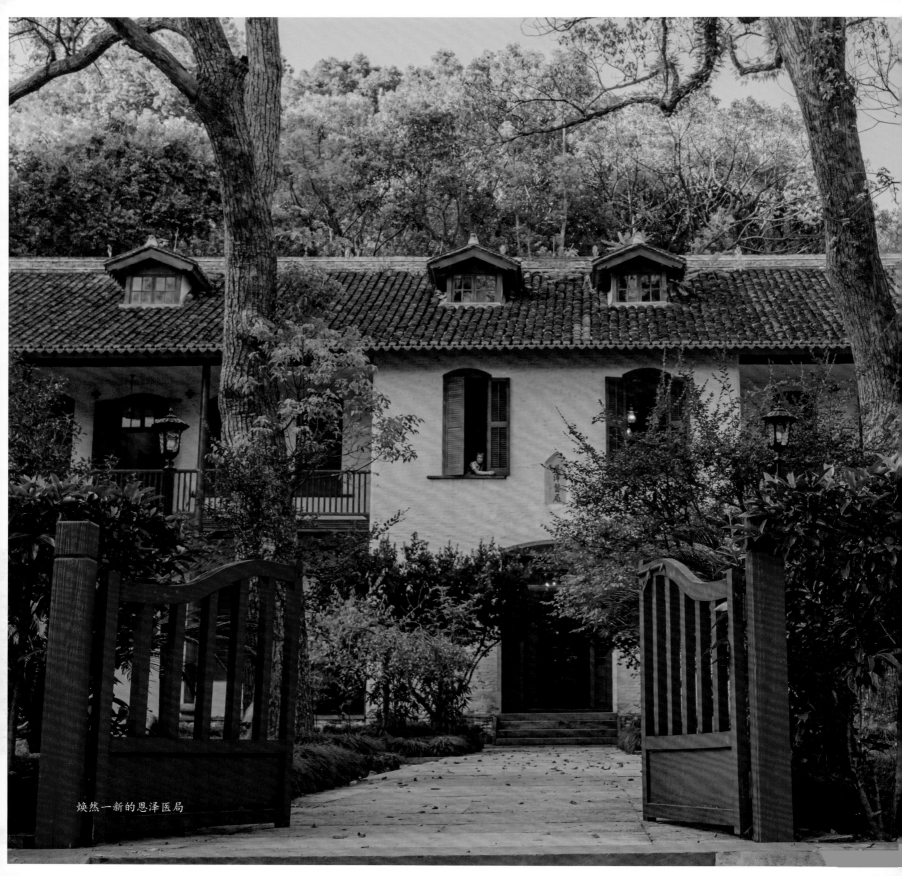

焕然一新的恩泽医局

寻根者的故事

迟到百年的重逢

从 1901 年来自英国的传教士白明登创建恩泽医局始，恩泽的历史，勾连起百年岁月悠悠，驻足于恩泽院史馆前，仿佛与故人对话，一一见证历史的荣光。

2016 年 12 月 29 日，几位高鼻深目的英国人来到恩泽医局，他们怀着敬仰与崇敬的心情，寻找先人遗迹。他们是创始人白明登的后人：白明登曾外孙女玛格丽特·豪森女士、丈夫詹姆斯·豪森先生，以及白明登曾孙女婿大卫·考尔曼先生。

大卫·考尔曼先生一直没有放弃寻找他先辈在中国建造的医院，他在牛津大学任教授期间，曾多次委托他的学生打听"恩泽医局"的下落，由于多种原因，均未找到。直到有一位学生回复说，恩泽医院曾经救护过美军飞行员，但被日军炸毁了。从此，他也就死了这条心。

直到 2016 年，白龙先生在英国圣公会的协助下，找到了他及其家人。当听到恩泽医局旧址还在，看到了修复后的恩泽医局照片，他激动万分，萌生了要去中国看一看的念想。

这一年正逢恩泽建院一百一十五周年，他的家人得到了台州恩泽医疗中心（集团）的邀请，他带领一家人不远万里

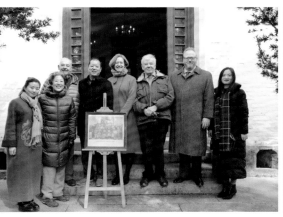

白明登后人前来参观

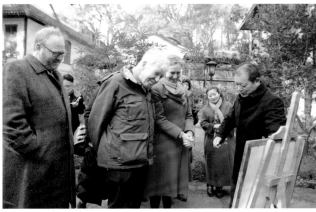

白明登后人听黄米武讲解恩泽往事

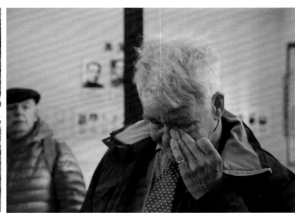

大卫感动得老泪纵横

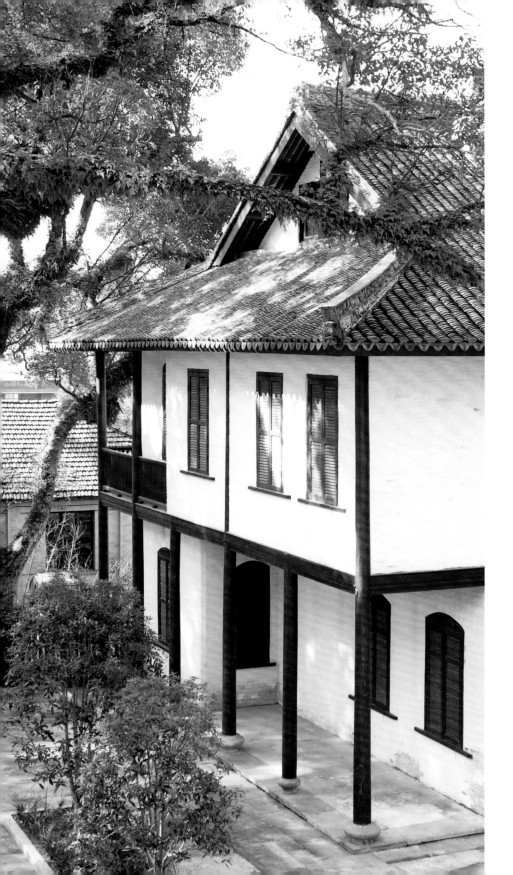

来到中国台州。临行，他用了几个月的时间，在英国的大英博物馆寻找恩泽医局的当年史料，找到了许多一百多年前的照片，以及近五万字的相关史料、白明登归国时中国友人赠送的纪念品。更重要的是在大英博物馆找到了当年白明登先生手绘的恩泽医局养病院建筑图纸。

2016 年 12 月 29 日，大卫·考尔曼先生和玛格丽特·豪森女士等一行人来到恩泽医局参观。当他们走进"白明登纪念室"，看到白明登夫妇及其子女的照片被放大后挂在墙上，激动得热泪盈眶。大卫·考尔曼先生说，想不到，这建筑物保护得如此好。而他的先辈们被中国人民、被恩泽人怀念，所做的工作被中国人民肯定，这是他最感欣慰的。

台州恩泽医院作为台州恩泽医疗中心的新院区，其名字也来自"恩泽医局"，而 2007 年建造恩泽医院时，更是搬迁了恩泽医局的一块石碑作为奠基石。驻足于门口的石碑面前，玛格丽特·豪森女士端详良久，仿佛与其先辈进行着跨越时空的交流。

这是一场迟到了百年的重逢，当年白明登被召回国服役之后，再也没能回到中国，而现在，他的后人算是完成了他的这一心愿。恩泽医局已经由当年望天台的孑然小院，发展成了服务覆盖整个台州，为台州人民所信赖的综合性公立医疗机构——台州恩泽医疗中心（集团），而当年旧址仍在，保留着当初的面貌，百年古树郁郁葱葱，只比当初更为粗壮挺拔，仿佛在等故人归来。

玛格丽特·豪森女士作为白明登的曾外孙女，是英国伦敦一所医院的呼吸内科专家，父亲是牛津大学的名誉教授，丈夫是帝国理工学院附属医院的消化内科主任。医学世家的传世，或许在外曾祖父的那个时候就已经奠定。

谈到自己家族的"医学基因"，她说："这确实最早出自我外曾祖父的影响，我的祖父辈，包括我的舅舅都是医生。我觉得我们的家族一直把治病救人当作传承的理念，我甚至希望我的孩子也能和我以及我的曾外祖父一样，乐于投身这项事业。"

先人的事业和家族能够在一个遥远的国度，被这么多人所铭记，无疑是令人激动和骄傲的。

"这个美丽的地方让我几乎不知道怎么形容自己的心情，而我才体会到我的曾外祖父在中国的工作是有多么的了不起，今天能和我丈夫一起回到这里是我莫大的荣幸，我希望有机会的话将来我能再回到这里。"

玛格丽特·豪森女士一行在参观恩泽医院时，发现道路两旁的每棵树上都悬挂着一块绿色的小牌子，上面写的都是人名，其中还有一个是英文名字。

原来，这是医院的"职工植树认养活动"。当听说全院1200多株苗木被各院区的科室和职工认养，医院会给予认养人8年的冠名权，而这棵标有外国友人姓名的树就是2014年参加恩泽医疗"善修关节、健行台州"关节慈善活动的美国缅因州骨科中心主任肖恩认领的。

他们频频称赞这项活动既环保又有深远意义。询问得知该项认养活动仍在开展时，玛格丽特·豪森一家及陪同人员表示他们也非常想参与该项活动。最后他们以白明登后人和美国飞行员的名义挑选了与当年恩泽医局种植一样的树种——樟树，作为友谊的见证和与恩泽共成长的信物。在认真填写领养人姓名和寄语后，他们如愿拿到了"恩泽医院植树认养证书"。

玛格丽特·豪森女士说，台州的美丽和恩泽人的热情友善让他们宾至如归，恩泽医局是她的曾外祖父115年之前驻扎在临海的一个根，为广大台州人民救死扶伤；而115年之后这棵恩泽的友谊之树是他们作为白明登后人留在台州大地上的另一个根，这棵树会伴随着恩泽医院一起成长壮大，他们会一直记挂着恩泽医疗和这棵友谊之树，一定会找机会再回来看看。

樟树的花语是纯真的友谊，代表着友情永不变质。这从百年前便开始的两国友谊，正如恩泽医局门口的参天古木一样，在滋润与爱的包围下，愈发茁壮。

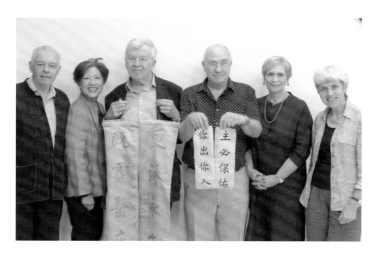

白龙在英国找到了白明登后人

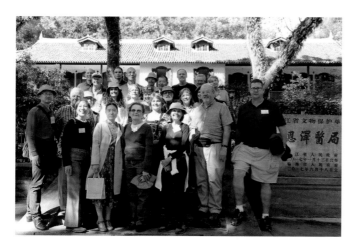

杜立特尔轰炸机队飞行员子女协会访问恩泽医局

友谊，从战火纷飞中走来

在那个炮火连天的年代，恩泽医局见证了中美两国在战争时期的友谊与大爱，忆往昔峥嵘岁月，后人不断追寻先辈的足迹，来到恩泽医局开启寻根之旅。

2015 年 9 月，当年参加"杜立特尔突袭"的 7 号机尾炮手大卫·撒切尔的儿子杰夫·撒切尔，追寻父亲的足迹来到中国，参加中国人民抗日战争暨世界反法西斯战争胜利 70 周年纪念活动，他特地来到临海故地重游。

杰夫在恩泽医局的老照片中找到了父亲的身影，观看了《东京上空 30 秒》的影片剧照，重温了那段历史。在父亲曾经住过的房间里，一段多年前的历史褪去封尘，如剪影般历历在目，令人久久难以忘怀。

当看见当年父亲驾驶的 7 号机模型时，杰夫兴奋地说道："这就是我爸爸驾驶的飞机的模型！"

杰夫担任杜立特尔轰炸机队飞行员子女协会主席的职务，多年来一直致力于给后人保存、讲述"杜立特尔行动"的英勇事迹和牺牲精神，推动中美两国人民友好交往。

几十年来，当年被恩泽医局救治的飞行员们从未忘记这一段过往，飞行员们的后人和他们的恩人也没有断了联系。2018 年 3 月，当年在恩泽医局接受治疗、做了截肢手术的机长劳逊的女儿，还专门托人来这里看望陈省几、陈慎言的后人，并送来当年的一些旧物。

那是一段不能被遗忘的历史，在拯救美国大兵的道路上，缀满了中国百姓的炽热与真诚。正如杰夫·撒切尔所说："想到当年这么多中国人救了父亲，我更为感恩。

没有中国朋友的营救，就没有父亲，也没有我。"

2018 年 3 月 25 日，杜立特尔小队成员、同样坠机于浙江境内的怀尔德·克劳的两个孙子，在美国新闻周刊杂志北京分社社长刘美远女士以及英国皇家亚洲协会北京分会会长白龙先生的陪同下来到恩泽院史馆参观访问，寻访这段中美人民联合抗击法西斯主义侵略的历史记忆。

台州恩泽医疗中心（集团）梁军波代表恩泽医疗从怀尔德·克劳的孙子手中接过了杜立特尔小队 7 号机的照片与绘像，并回赠了介绍恩泽历史的相关资料。

怀尔德·克劳的孙子大卫·克劳参观后十分感动，他说："很荣幸能来到恩泽医院看看祖父以及他的战友们在中国的经历。战争有很多的痛苦回忆，但是也有很多让人感动的故事，祖父希望我们记住中国人民在战争中所表现出的勇气和慷慨。我们非常感谢恩泽医院在当年的无私帮助以及今日对于这段历史的重视和保护，希望能有更多的美国人和中国人能够了解这段历史，了解两国人民的这份友谊。"

2018 年 10 月 28 日，美国杜立特尔轰炸机队飞行员子女协会代表团一行 24 人，来到临海，走进这座对他们而言有着特殊意义的建筑。

他们当中，很多是白发苍苍的老人，当年的亲历者多已不在，而身为后辈的他们，追寻先人足迹，远渡重洋而来，不仅仅是为了看一眼父辈曾经抛头颅洒热血的地方，更是为了感恩 76 年前那些勇敢伸出援手的浙江台州军民。

"我爸爸告诉我，当时中国人几乎一无所有，却全力在帮助我们。"杰夫抚摸着父亲曾经用过的旧物，感慨道，"中国人的恩情，我们铭记于心。"

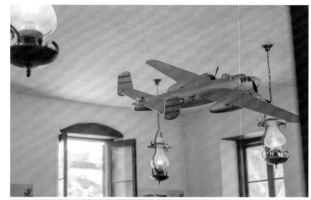

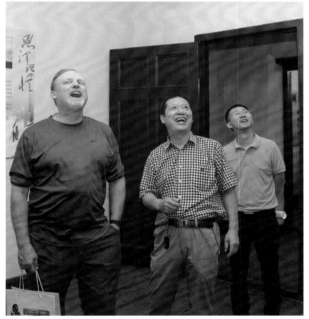

杰夫兴奋地说道："这就是我爸爸驾驶的飞机的模型！"

中美两国人民在第二次世界大战的硝烟中用鲜血凝成的友谊，永远留在后人的心中，历经 76 年，故事从未结束。杜立特尔行动队的队员受到了美国人英雄般的欢迎，而对于这些队员及其家人来说，营救过他们的中国人更是英雄。

当天，杰夫将一本旧杂志递到台州临海恩泽医院院史馆馆长黄米武手中。杂志收录了其父亲大卫接受记者采访、回忆战争年代的内容。"2016 年 3 月，杂志出版没多久，父亲就去世了。"杰夫说。

临别，杰夫久久握着黄米武馆长的手，感慨地说："当年我们父辈曾一起并肩作战，现在我们更应携手前行。"

百岁老人的寻根之愿

2020 年 12 月，曾经主持恩泽医院工作的陈剂平先生的后人，找到了恩泽医局。他们的伯父陈柳亭老先生身在台湾，心心念念着孩提时代生活、长大的故土，在报刊上发表《口述历史》文章，回忆其父亲陈剂平先生 1921 年至 1925 年在"临海县望天台医院"的岁月。

陈柳亭已经百岁高龄，连恩泽医院的名字都已忘却，只记得一个望天台，记得父亲当年从广济医院毕业后，赴法国留学，获医学博士学位，毕业时正值第一次世界大战爆发，他在法国参加了第一次世界大战的战地救护工作，外科专长，于 1920 年回国。

此时，恩泽医局因无医疗背景人员主持工作，医务处于停顿，广济医院梅院长指派陈剂平来恩泽主持工作。1925 年，陈剂平因病不治，病故在恩泽医院的任上，年仅 34 岁。

而那一年，陈柳亭只有八九岁，时隔九十多年，他仍记得父亲陈剂平当年的医院在"临海县望天台"山上。

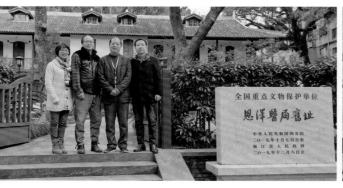 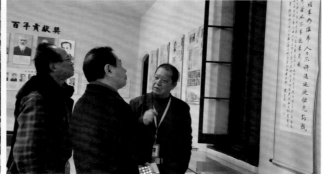 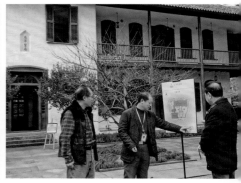

陈剂平后人来院寻根

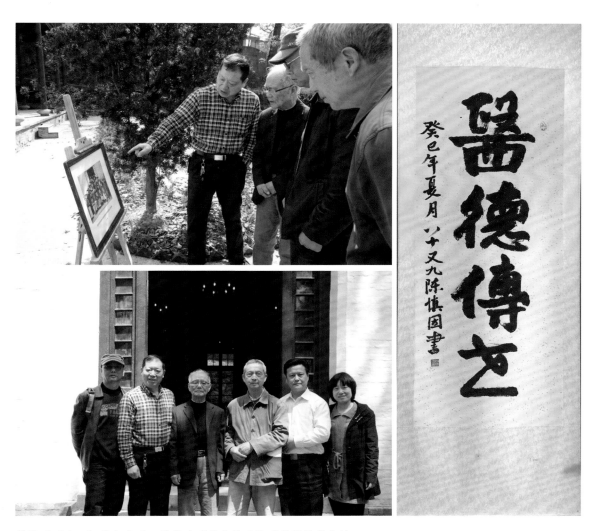

陈慎因（左三）前来参观，作书法"医德传世"赠予恩泽院史馆。

医德傳世

癸巳年夏月 八十又九 陈慎因書

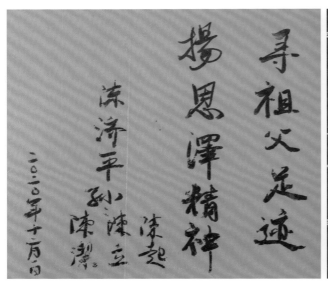

陈剂平后人留言："寻祖父足迹,扬恩泽精神。"

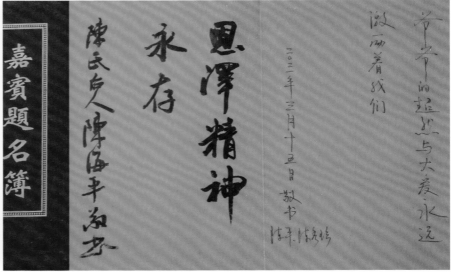

陈省几孙辈陈海平、陈平、陈秀珍留言

他说,我的根在临海望天台。

2020年12月1日,陈剂平的孙子和孙女怀揣老人的心愿,来到恩泽寻根。当他们看到恩泽院史馆的展陈资料中记载着陈剂平的名字,激动得热泪盈眶,口口声声说道"根寻到了"。

在恩泽的嘉宾题名簿上,他们郑重写下"寻祖父足迹,扬恩泽精神"几个大字。

恩泽医局,对陈氏家族而言意义匪浅,多年来家族后人不断寻访、追念。2013年5月,陈省几三子陈慎因携长子陈海平前来参观怀念。2021年3月15日,陈省几孙辈陈平、陈秀珍等人参观恩泽医局,在留言簿上写道:"爷爷的超然与大爱永远激励着我们。"

当年陈省几病入膏肓临终之际,曾立下遗嘱"此医院系我为台州民众造福得来,医院产权始终属台州民众共有",造福一方百姓。陈省几这个名字,早已成为台州百姓心中的一座丰碑。

陈省几三子陈慎因,八十八岁高龄时来恩泽院史馆参观。当他看到两院合并时,他的众兄弟姊妹中,除陈慎言以外,他是唯一在两院合并协议上签字的陈家后人时,他感慨地说:"父亲的遗嘱执行,是我们做儿子的必须身体力行的。当年我与大哥慎言力排众议竭力主张，执行父亲遗嘱，把医院赠与人民政府，时隔近七十年，当年情况历历在目。"他在八十九岁那年，写下"医德传世"作品，赠予恩泽院史馆。

如今，陈省几的后人们依旧承袭着他的风骨与大爱，正如其孙陈海平所说："恩泽精神永存。"

关于恩泽医局的故事，始终未完待续。这座百年建筑的历史，除了可触摸的文物古迹，还有激荡人心的精神内核，永不褪色。正因有后人的不断追念探寻，而不会被人遗忘。

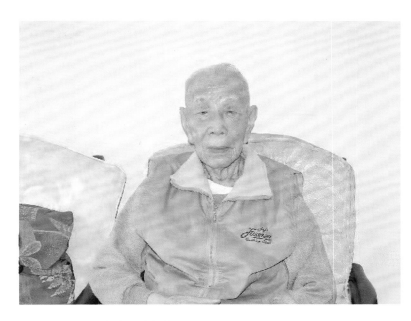

陈剂平长子、旅台老人陈柳亭

小桃源中遇 "恩泽"

除了百年不朽的建筑，恩泽医局更有它厚重的故事。

从筚路蓝缕的建院历史，到东京上空三十秒的残酷记忆，从当年小小的西医诊所，到如今的台州恩泽医疗中心，一所百年医局几易其主，屡更其名。斗转星移，古今嬗变，在保护历史遗存、文化传承建设当中，恩泽医局这一实物所承载的历史，当为后代所铭记。

今日之恩泽医局，不仅仅是一片诉说往事的建筑群，更是无法磨灭的家国记忆，成为后人缅怀、铭记的教育基地和对外窗口。那些先辈的理想与情怀，早已成为恩泽上空恒久闪耀的光辉，勉励后人，继往开来。

从破烂不堪的濒危建筑到全国重点文物保护单位，恩泽医局修旧如旧，面貌焕然，将忠于历史、还原历史、再现历史的原貌展现在世人面前，吸引着前来参观的人们。

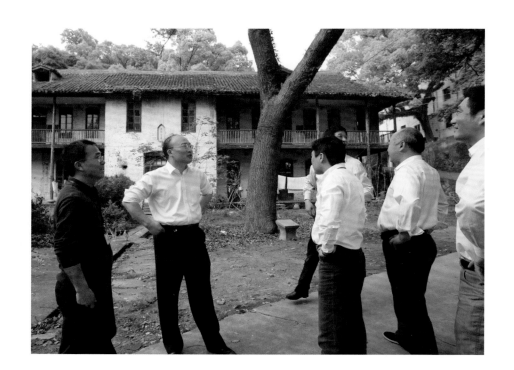

2009 年 4 月 24 日，时任中共临海市委书记尹学群（左二）考察旧址，指导修复工作。

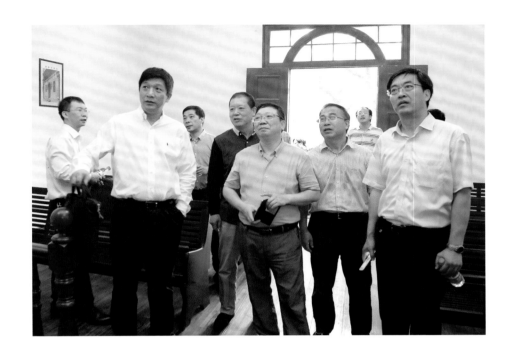

2013 年 10 月 17 日，时任浙江省卫生厅副厅长马伟杭（中）参观恩泽医局。

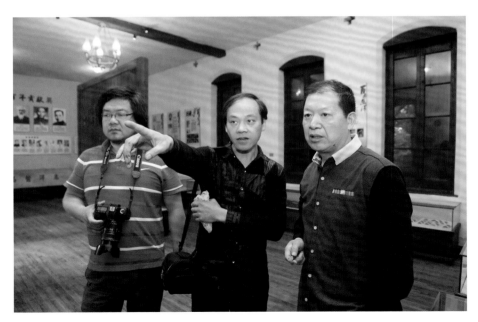

2014 年 5 月 14 日，临海市文物保护所所长彭连生（中）考察参观恩泽医局，以细致的态度和严谨的作风询问有关恩泽医局的历史和修缮保护的故事，不放过任何一个细节，连赞恩泽医局保护得很好。

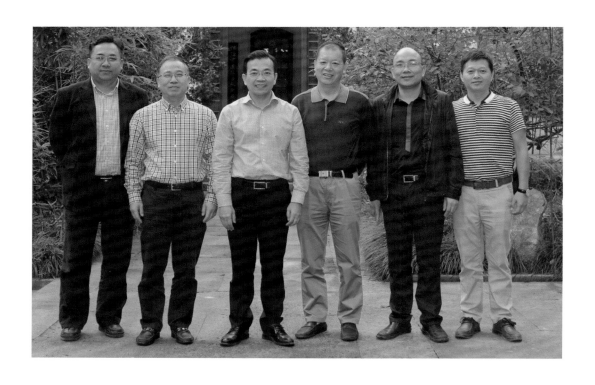

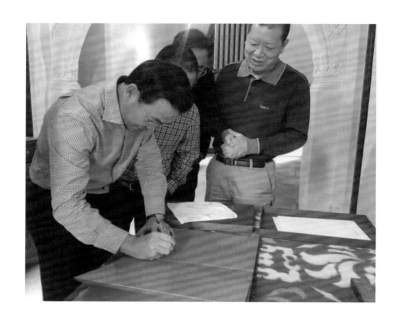

2014 年 10 月 28 日,时任临海市市长蒋冰风在台州恩泽医疗中心(集团)党委书记朱成楚的陪同下,参观恩泽医局。

"这真是个好地方。"一走进恩泽医局,蒋市长就频频称赞恩泽医局的环境,还不时拿出手机拍摄。

生铁锻打的窗、门、插销、合页,百叶窗的构造原理,原始的水净化装置,清气院的结构设计和翻檐的灰雕图案等建筑特色,以及从白明登创建恩泽医局,到天台人陈省几购下医局改称"恩泽医院",院史馆馆长黄米武一一向蒋市长介绍了恩泽医局的历史和建筑特色。

参观结束,蒋冰风市长提笔写下"恩泽百年 北固传奇"八字祝福恩泽。

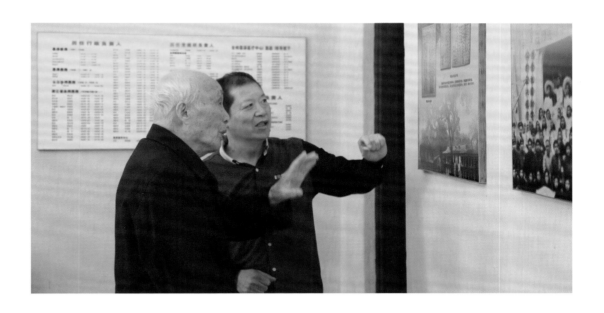

　　2015 年 5 月 12 日，曾任台州地委行署秘书科科长的邹逸老先生到访恩泽医局，他深情地讲述当年浙江省立台州医院与恩泽医院合并的旧事。时隔 64 年，看到当年两院合并时自己签署的文件和座谈手稿，如今已是百岁老人的他，记忆仍旧清晰，一切发生犹如昨日。

　　他说："1951 年 3 月 10 日下午，天气晴朗，我从行署出发，那时行署办公室设在八仙岩，我步行沿小路上山。当时参加会议的人员有刘福超、王蔚青、陈慎因、陈慎言、马子汉、周文达等，会议开得比较顺利，当然是会前做了大量细致的协调工作。会议结束后，由我专门向地委作汇报。并专程向省卫生厅李兰炎厅长作汇报，得到了批准。两院合并就顺利地实施下去了。"

2015 年 6 月 12 日，美国肯塔基大学罗卫教授对台州医院放疗科进行为期三天的访问，并作关于放射治疗的讲座，将与医院进行长期的学术交流与合作。

其间，罗教授参观恩泽医局，饱览医局内外环境，并在嘉宾题名簿上为这座百年建筑写下"百年恩泽，光荣传统"几个大字。

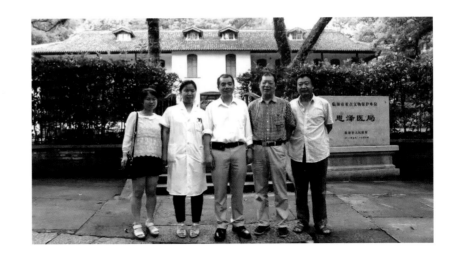

2015 年 9 月 22 日，新华通讯社浙江分社记者冯源在临海市宣传部工作人员的陪同下到访恩泽医局。

院史馆馆长黄米武向冯源详细地介绍了恩泽医局的由来，特别是 70 多年前，恩泽医院的医务人员不顾个人安危，努力救治首次轰炸东京的美国杜立特尔飞行队飞行员的事迹。

其间，黄米武还展示了一个制造于 100 多年前的摇铃。当时在恩泽医局，有急诊病人来，就会摇一下告知医生。尽管已过去百年，摇铃还是铃声清脆。

冯源深有感触，在嘉宾题名簿上写下："中美友谊历久弥新，恩泽医院佳话永存。"

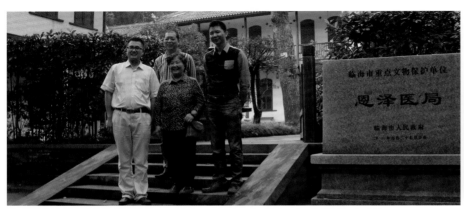
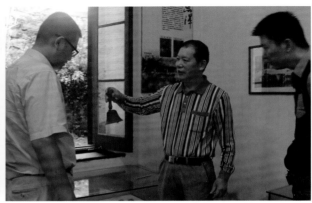

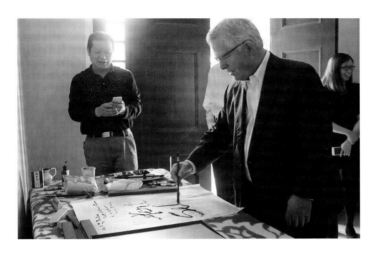
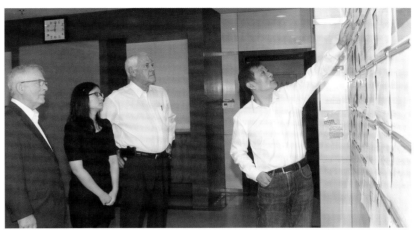

　　2015 年 10 月 22 日，美国梅奥诊疗中心前首席行政官（CAO）卡尔·T.瑞德和梅奥市场部荣誉主席肯特·塞尔曼到访台州医院。

　　一行人来到恩泽医局参观，祷告室里的那副对联、以前的手术器械、100 多年前的净水装置……都深深吸引了两位专家，他们不时拿出手机合影留念。

　　临别，卡尔和肯特拿起了他们并不熟悉的毛笔，写下了意为"来自梅奥的最好的祝福"的英文祝语。

　　2016 年 5 月 13 日，中国人民解放军军事科学院研究员姜春良少将（前排左一）参观恩泽医局。

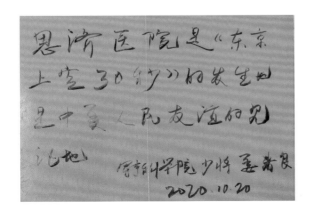
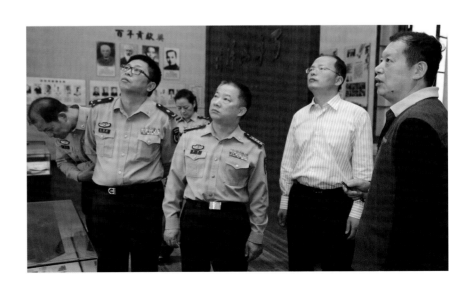

　　30 年前，时任浙江日报副总编辑陆熙参加了二战期间中国民众援救美国飞行员的采访活动，其中一位救援者就是恩泽医局的陈慎言。他当时就想，这些老人如果都不在了，这样的一个故事靠谁去传承？

　　"现在，这些当年参加营救的老人已过世了。因为人在世界上总有要离开的时候，但是建筑通过历史记载和实物承载，能够让后代铭记，而这套房子确实做到了。"陆熙感慨地说道。

　　2017 年 4 月 14 日是其 60 周岁生日，他特地前来恩泽医局参观，并写下如下感言："怀着深厚的历史责任感和人文情怀的人，才能保护好这个遗址。海啸院长，了不起！"

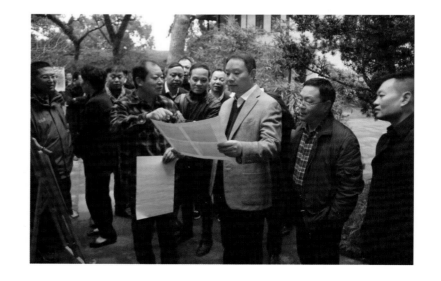

　　2018 年 12 月，时任中共临海市委书记梅式苗（右三）参观并指导恩泽医局的保护工作。

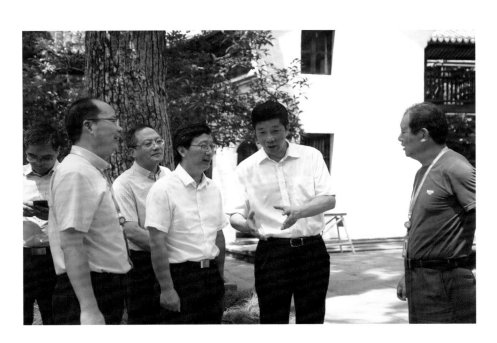

2019 年 11 月 10 日，美国国家二战博物馆代表内森·胡根参观恩泽医局。

2020 年 8 月 20 日，中共浙江省委统战部副部长王利月（右三）参观恩泽医局。

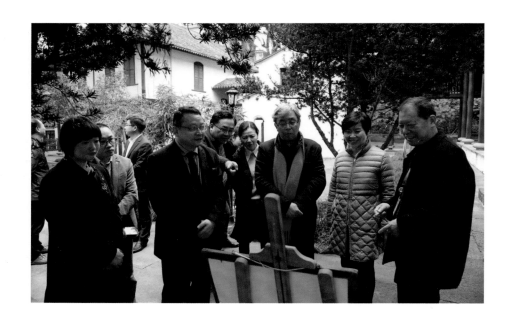

2021 年 2 月 24 日，时任临海市市长王丹（右二）、中国工程院院士吴志强（右三）参观恩泽医局。

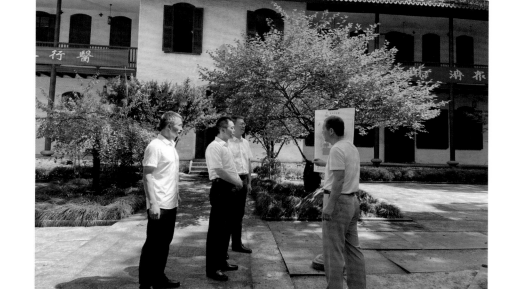

2021 年 7 月 21 日，时任临海市代市长蔡建军（左二）、政协副主席刘国志（左三）参观恩泽医局。

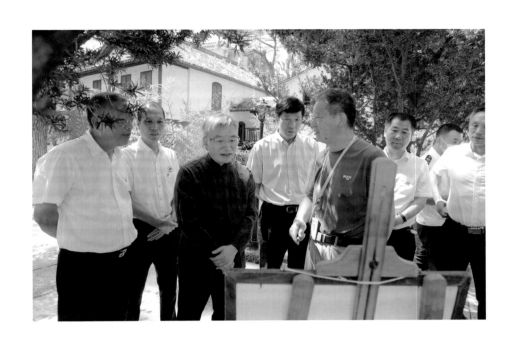

2021年9月27日，浙江省文物局局长杨建武（左三）考察恩泽医局旧址，并指导文物的保护和利用工作，对恩泽主动出资保护文物这一善举盛赞"功德无量"，并当场拍板，表示今后省里要立专项资金来保护这"国保"。

百年建筑见证的"入职记忆"

如今的恩泽医局，不仅是吸引国际友人寻访先人足迹、对外交流的窗口，也是爱国主义教育基地，每年有无数市民、学生和游客前来参观；这里更是后浪奔涌、医脉相承的起点，蕴藏在恩泽医局中的初心如水，医务人员以梦作舟、用爱作桨，在这里谱写着一幕幕新的篇章。

医路新人，新的使命

谨记来路，方知去程。从 2012 年开始，台州恩泽医疗中心（集团）都会在五四青年节前后举办执业授予仪式，以充满仪式感的形式传承医院理念，抒发医者初心，勉励"医路新人"，为新取得执业资格的青年医护们送上职业历程的第一份"礼物"。

参天古木之下，庄重红毯之上，在承载着历史与记忆的恩泽医局建筑前，一位位刚刚取得执业资格的医生轮流上台，从老一辈医务工作者的手中接过医疗执业证书，接过听诊器、叩诊锤等属于医生的"武器"，开始属于年青一代的意气风发。

年轻的护士们，由前辈护理专家为她们进行授帽仪式。洁白坚挺的燕尾帽，如同圣洁的光环，象征着白衣天使崇高的使命。风华正茂的青春，书写最美的医路芳华。

这是传承使命的接力棒，在这座百年建筑面前，时光虽然老去，但青春与希望的种子永不落幕。

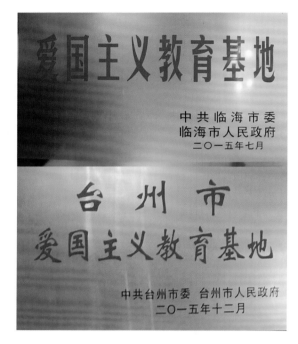

恩泽医局成为爱国主义教育基地

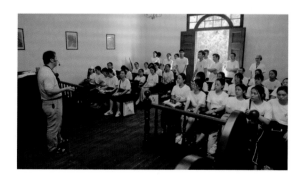

医院新员工参观恩泽院史馆

在五月的阳光下，全体医生和护士高举右手，庄严宣誓，铿锵有力。这是他们从业生涯的启程，健康所系，性命相托，从这一天起，他们将成为真正的医务工作者，开启从医新篇章。

　　恩泽医局见证着每一年的新鲜血液加入医者大家庭，每一年的执业授予仪式，都是庄重而神圣的，对很多医生和护

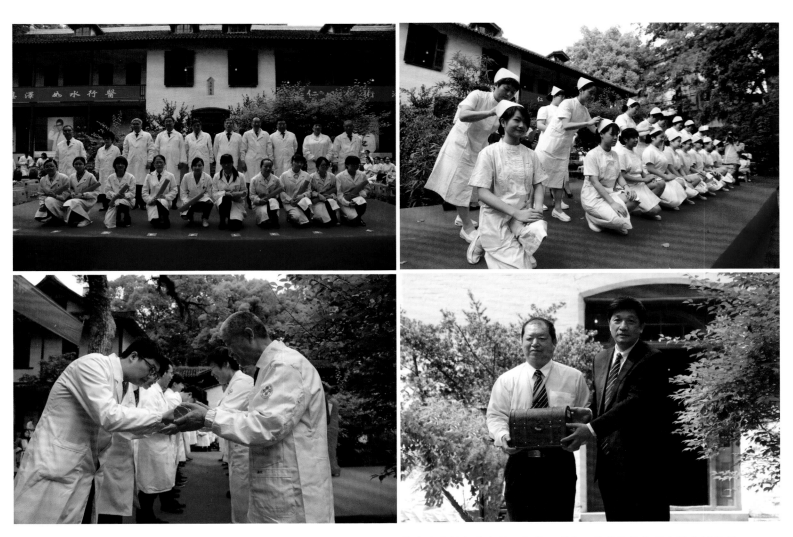

新员工入职仪式　　　　　　　　　　　　　　　　　　　陈海啸主任把装有新入职员工"初心胶囊"的盒子交院史馆收藏

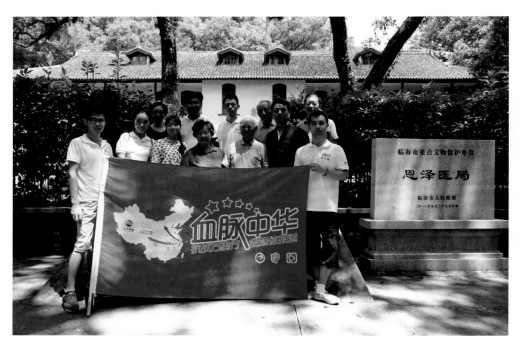

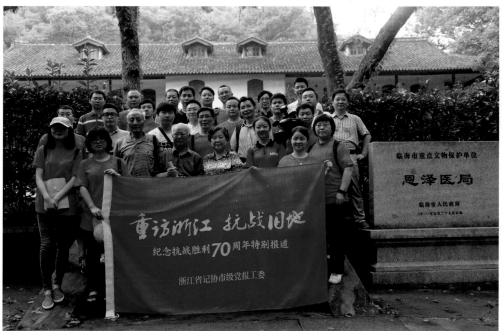

社会各界前来参观

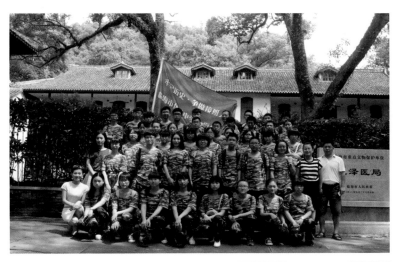
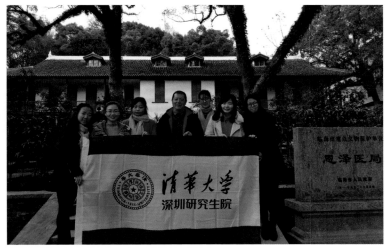
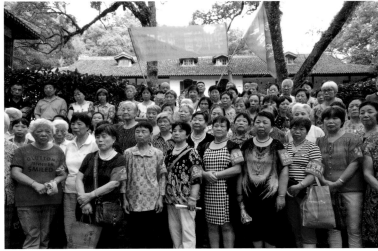
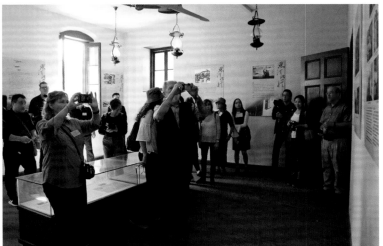

士来说，这是终生难忘的一天。

梦想在这里落地生根，未来从这里腾飞起航。白明登、陈省几、陈慎言……一个个掷地有声的名字，是他们最好的榜样。先辈们的苦与汗、笑与泪，都凝固在这座建筑物当中，年轻的医务工作者从这里汲取营养、获得箴言，坚定理想、激扬青春。

"做一个有道德感与责任感的医生和护士"，看似简单，却又艰难，这是神圣而崇高的事业，古今中外莫不如是。聆听先辈嘱托，追忆往昔记忆，恩泽医局这栋充满历史感的百年建筑，成为医者初心最好的见证。

他们在这里聆听前辈教诲，参观院史馆，通过历史老物件倾听初心故事，分享医疗实践案例，甚至还排演创新情景剧，在进行保留节目之余，欢笑与庄严并存，年轻医务工作者以自己的视角，用年轻人的方式，宣告初心如磐、奋楫笃行。

传承，不忘初心

谈到青年，"梦想"与"成长"是不变的主题。回首来时路，百年前先辈们筚路蓝缕的创业艰辛还在眼前；展望青春的朝气与未来，蓬勃的希望在一代又一代年轻人的手中传承。

年轻的医生和护士们被要求以书面形式许下初心，由百年恩泽医局见证，也为自己留下成长的印记。他们将初心时间箱存放在院史馆内，若干年后再行打开，看医者初心是否一如往昔。庄重的仪式，让他们对自己的职业有更深的体悟，也有了更坚定的信念。

为什么要从医？这条路要怎样去走？医者的初心是什么？沐浴着参天古木下穿透百年的光辉，年轻的医生和护士们认真地思考着这个问题，答案，要用接下来数十年的职业生涯去解答。

"青年有 N 种可能，每一种青年都不该被定义。未来有十万个难题，青年能给出十万零一个答案。"陈海啸院长在仪式上对年轻医务工作者说道。他们将怀揣着希望与骄傲启程，正如习近平总书记对年轻医疗队伍的寄语："青年一代有理想、有本领、有担当，国家就有前途，民族就有希望。"

百年医门，历久弥新。一代又一代的杏林前辈们将"仁心仁术，济众博施"镌刻于新，而年轻医务工作者从他们手中接过接力棒，是医道最深情的传承。一年又一年，恩泽医局见证了无数年轻医务工作者从这里出发，用仁心丈量医者仁术，用真心换病患康复，做积极进取的后浪，以先辈为奔涌的方向，留下自己的澎湃之声。物换星移，岁月如歌，一路风雨，旧貌新颜，恩泽的故事，从未停止……

故事里的故事

黄米武

有人与我开玩笑说，老黄的工作就是讲恩泽的故事。这句话一点不错，但如何将故事讲好、讲深、讲透、讲翔实，那就不容易了。

二十五年来的情结

一九八五年十二月底，临海市卫生局人事部一个电话，召我去卫生局谈话，我心里诚恐，局领导召我谈话不知何事。经过谈话（实际是"面试"），我被告知调到临海市卫生局协助王尉青老局长编写《临海市卫生志》工作。正是此项工作，我接触到了台州西医起源、发生、发展的一些史料。

那时找史料比较难，只能反复召开一些了解这段历史人物的座谈会。陈慎言、陈慎行以及其他几位老先生，凭着他们的记忆来整理资料，故而时间节点与历史事件比较模糊，但大的事件仍是有清晰的记忆，只不过不能详细地描述。因而在《临海市卫生志》一书里，描写的台州西医传入仅千余字，重大事件，虽都有载入，但却没有完整的故事。

谁也没有想到，二十五年后的二〇一〇年，陈海啸院长把这个为台州西医溯源的任务交给了我。冥冥之中，总有未完成的工作要我继续去探索，从此我重操旧业，干起了院史研究这项工作。

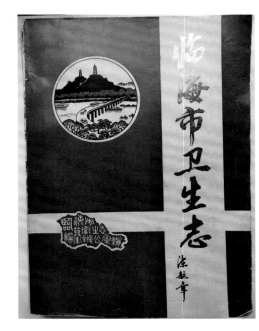

一九八六年出版的《临海市卫生志》

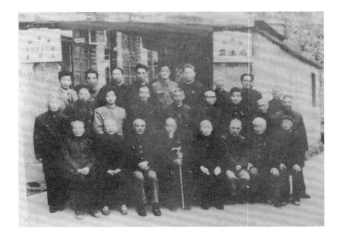

《临海市卫生志》部分章节研讨会留影（前排右三为陈慎言，后排左一为黄米武）

起始，千头万绪，不知从何处入手。原来参加过座谈会的老先生，有的已经离世，有的已不能表达，只好按照老套路，去档案馆、公安局、博物馆寻找史料，仍然大海捞针，微有收获，真是做梦也在找资料。

一筹莫展之时，在医院档案室的角落里，找到一个积满灰尘的牛皮纸包，里面装着台州公立医院创建时的许多史料，有方子俊先生捐地办院的往来信件以及《公立医院财产移交清册》《财务会计移交清册》《战后援华救济总署调拨物资清单》等珍贵史料，台州公立医院的创建情况就这样明晰起来。

方子俊先生捐赠的杭县 105 亩土地的田赋证

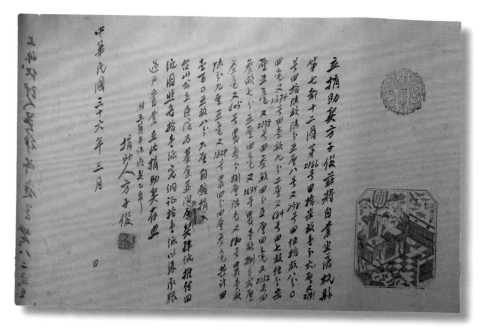

方子俊先生的捐赠契

第二节　西医传入

鸦片战争后，一向闭关自守的中国大门被打开了，西医伴随着宗教而传入。

清光绪年间，英人传教士兼医生白明登与韩涵泉（韩涌钧）先后来到临海城关，在传教的同时分别在炭行街（今解放街南段）和板巷口（今继光街北段）设点行医，此即临海最早之西医。始时，常义务为贫病者诊疗，甚至免费供应伙食以扩大影响，招揽病家。尔后，各自又办起了恩泽医局和普济医院，扩大收治病人，其名声日渐通及台州各县。

此后，吴挺芳于民国6年（1917）在海门创办台州病院。翌年陈惠民在海门开设博济医院。10年，罗俊才、汤幸民在城关合办西医诊所——"临海医院"。10年，吴青民在章安开设诊所（后建公济医院）。11年，陈贤汉（又名河州）在杜桥开设一仁医局，继后，西医在我县城乡逐步发展起来。

一、台州恩泽医院

恩泽医院的前身系由英人传教士白明登于清光绪二十七年（1901）创建的恩泽医局。址设城关天台，该处风景幽静，松柏苍翠，碧草如茵，空气清新，人称"小桃源"。时由基督教中华圣公会浙江教区筹款，院舍依山而筑。与杭州广济医院、宁波仁泽医院同系圣公

123

由于资料缺乏，《临海市卫生志》仅记有千余字。

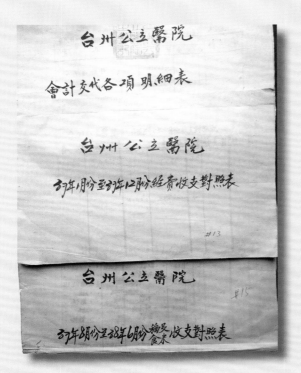

台州公立医院时期的各类报表

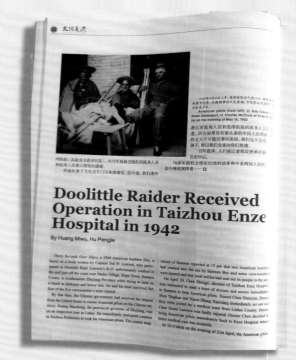

黄米武发表在《文化交流》上的"恩泽记忆"文章

缘分的故事

做人讲究缘分，做事也讲究缘分，这一点也不假。由于我与卫生发展史的缘分，中心任命我为恩泽院史馆馆长。在恩泽诞生一百一十周年之际，院史馆终于开张了，迎来四方客人。

二〇一五年，正值抗战胜利七十周年纪念，五月，我以"恩泽记忆"为主题，将救护美军杜立特尔飞行员的故事整理、发表在《文化交流》杂志上。该杂志全世界发行，海内外读者看到了这篇文章，引起了他们的重视，也迎来了主流媒体的关注。央视四套、香港凤凰台、美国奥维电视台、上海东方卫视、北京卫视等七十多家媒体相继采访报道，一时间恩泽医局名声大噪。

同年九月三日，习近平总书记在天安门举行大阅兵仪式，邀请当年被恩泽医院救护的飞行员大卫·撒切尔之子杰夫·撒切尔登上天安门。第二天，杰夫来到恩泽医院，参观当年他父亲被救治的地方，感恩恩泽人的善举。

此行中，年逾古稀的英国皇家亚洲协会北京分会会长白龙先生也随夫人来访。当白龙先生看到英国医生在中国建的医院被保护得如此完整，非常震撼。参观完毕，我已与白龙交上了朋友。临行前，白龙接受了我的委托，在英国寻找白明登后人。

茫茫天涯，相隔万里之遥，相去百年之久，要找人，这绝非一桩易事。经过一年多的努力，

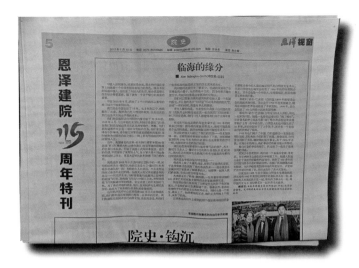

白龙在《恩泽视窗》上发表《临海的缘分》

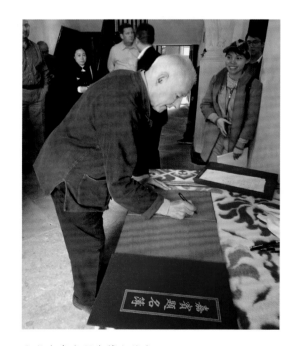

白龙在嘉宾题名簿上签字

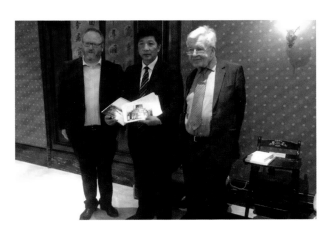

白明登后人、英国牛津大学人口学教授大卫先生把他在大英博物馆找到的近五万字的相关史料赠送给陈海啸院长

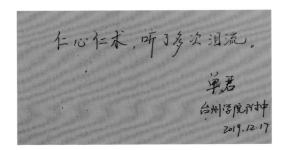

《临海市卫生志》记载的陈省几遗嘱内容

仁心仁术，听了多次泪流。

单君

台州医院院中

2019.12.17

单君留言

白龙先生传来好消息，白明登后人找到了。他们大多从事与医疗有关的行业。更重要的是，白明登后人、英国牛津大学人口学教授的大卫先生，用了三个月的时间，在英国的大英博物馆找到了近五万字的恩泽医局相关文史资料以及珍贵照片十数帧，尤其找到了当年建造恩泽医局养病院的建筑图纸和开业时的照片。这一重大发现，为恩泽医局旧址申报"国保"打下了坚实的史料基础。

于是，中心领导正式邀请白明登先生后人一行，在恩泽创建一百一十五周年之际访问恩泽医局，他们随身带上了相关史料赠予恩泽院史馆。

令人感动的恩泽使命

在《临海市卫生志》的记载中，一九四八年四月，陈省几先生病重，他立下遗嘱："此医院系我为台州民众造福得来，医院产权始终属台州民众共有。"陈省几先生的大爱之举，却留下了疑团有二：

一、一九四八年，新中国尚未成立，陈省几先生为何有如此超前的思想与情怀？

二、他有七个子女，却要孩子们自己去谋生，医院的一切财产与孩子们无关。

带着这些问题，我们要去寻找史料，走进陈省几先生的内心世界。

陈省几先生虽然在杭州广济医院接受洋教育，但他年幼时在天台桃源洞老道那里接受的中国传统启蒙教育，已深入他的骨髓。日常，他鹤发长须，一派仙风道骨貌，更像是一位儒师，这从他的《好鸟歌》中得以证实。

要解开这个谜，寻找陈省几先生的诗作，就会走进他的内心。又是一次巧遇，临海市博物馆在灵湖建造新馆，全部仓库物资需要清理，在尘封的库房里，发现了陈省几先生的诗作及其书法作品一百多帧，我们如获至宝，对这些作品进行深入研究。

当我们读了"医院与我无关忆当年寄足杭州闻风动念不忍视济人仁济坐致飘摇从兹挈药提壶黍附西师扶善举，天台本吾故里叹今日滞身北固望月惊心恐此后毁砭收针录为茂草抱得杞人娲氏难将卫石填愁城"这幅大作后，陈省几先生的大爱之举方才豁然明朗。

原来，医院的财产与他无关，他来台州接办恩泽是"扶善举"。几十年来，他不忘初心，履行着为台州平民"养病、养心、延年"的使命。

牢记使命、履行使命，这要有女娲补天的精神和精卫填海的毅力。陈省几举债办院，每年年关，是他最难过的时光。《题桃源洞》记录了他的困境：

桃花开尽锦重重，绿水青山映远空。
欲向仙家问消息，茫茫古洞白云封。

他还留下"索债频来"的诗作，是以再现当年的情景：

索债频来如猛虎，人人不许复拖延。
诸儿知我过年苦，也不来邀压岁钱。

乙亥除夕，我为债权人逼迫，几遭讦累，旋由各亲友扶助，得免于难。是夜十二时归。内子告予曰，诸儿见尔愁眉不展，都不来讨压岁钱，各去就寝矣。言毕，相对泫然。噫！我不为此医院，何至受如是苦痛耶！

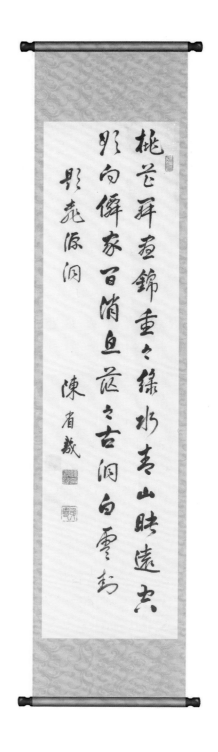

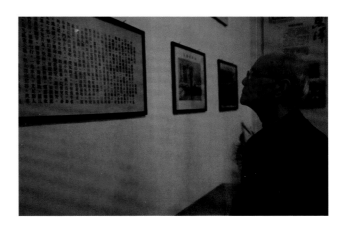

每当介绍到这幅作品，大家都会为他的坚强毅力所动容。这幅作品，不知感动了多少人。

台州初级中学的单老师带着学生来院参观，当听完这幅作品的介绍时，她已感动得泪流满面，她泣不成声地对孩子们说："这位老爷爷'扶善举'的举动和大爱精神，永远是你们学习的榜样。"一位来自湖北电视台的侯记者，听完此书作的介绍后，一直默默地流泪。

八十九岁的陈慎因凝视着父亲当年书写的《恩泽医院记》

陈省几的三子陈慎因来参观时，看到了这幅作品，他感慨地说："父亲的这一善举，当年我们兄弟姊妹当中，也有不理解的人，那时光我年轻不大懂事，但父亲在我们的心目中非常高大，父亲的决策不会有错。于是我毅然决定在两院合并协议上签字。"他回头对随行的儿子说："爷爷的大爱情怀，是我们陈氏家族永远学习的榜样，今后我离世了，你们要一代代地传承下去，要带上孙子、孙子的孙子来恩泽院史馆参观教育，把你爷爷的精神传承好。"他写下"恩泽四方"条幅作品，赠予恩泽院史馆。

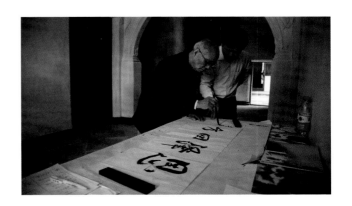

陈省几三子陈慎因写下"恩泽四方"

成为"国礼"的故事

恩泽"生死大营救"一经报道，恩泽医局就被认为是保护最完好的杜立特尔首次轰炸日本东京的纪念地，这引来了国内外媒体的关注，一时名声大噪。央视、北京卫视、香港凤凰台、上海东方卫视、美国奥维电视台、人民日报、

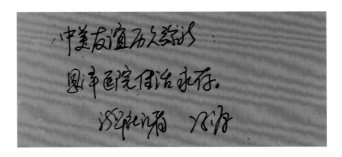

冯源留言

新华社等七十多家媒体相继采访报道，也吸引了临海社会各界的参观，从幼儿园小朋友到社区老同志。

2015年9月22日，我突然接到台州市委宣传部电话，告知新华社主任记者冯源先生将来访。当时，我还以为记者来访只是正常接待而已。等见到冯源主任，听其说明了来意，这才发现这次来访与别的记者不同。冯源主任事先已了解"生死大营救"的故事，这次来访是要更深刻地考察现场，并要与陈慎因后人详谈。他用整整一天的时间对恩泽医局的周围环境进行了深入的考察，并对陈氏后人展开了详细的访谈。考察过程中，他对美国受伤飞行员坐在清气院门前的合影特别感兴趣，一边手持老照片，一边细看清气院大门，认真比对了照片的背景，还不时拿出小笔记本进行记录。临别，我询问何时见报，冯主任说不见报，一周后回复相关情况。

一周以后，冯主任来电说，原来新华社看中了受伤飞行员在恩泽门前的合影，这是中美两国人民在世界反法西斯战争期间所结下的友谊的珍贵史料，要随习总书记十一月份访美，作为赠送奥巴马总统的礼物之一，他上次来访的目的是考察并实地证实这张照片的真实性，并证实与《东京上空30秒》电影所描述的内容高度一致。于是此照片就成为国礼之一，赠予时任美国总统奥巴马。

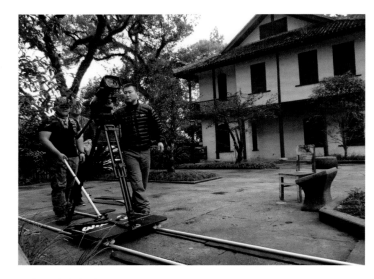

央视记者拍摄中

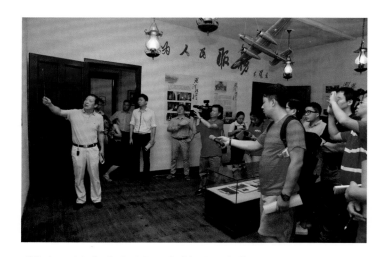

《抗战万里行》采访团采访恩泽抗战纪念馆

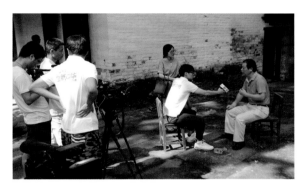

《血脉中华》采访团采访中

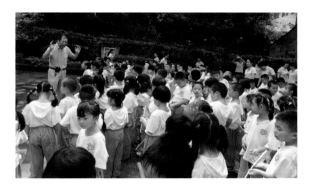

幼儿园小朋友前来参观

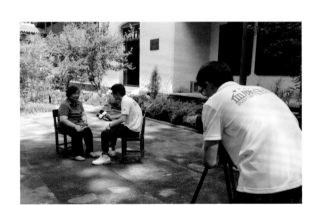

《血脉中华》采访陈慎言女儿陈禾

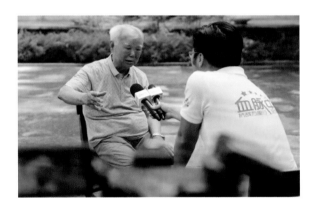

《血脉中华》采访陈省几四子陈慎为

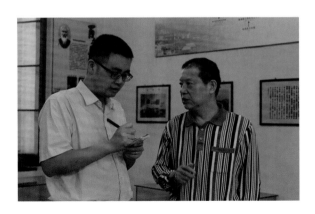

新华社主任记者冯源认真记录

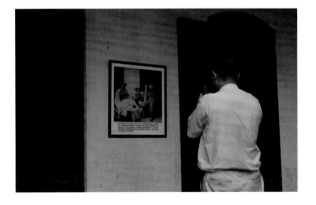

新华社主任记者冯源认真比对照片并对背景作了记录

一个没有讲完的故事

中美两国人民在战火纷飞年代结下的友谊，代代相传。2018 年 10 月 28 日，由美国杜立特尔轰炸机队飞行员子女协会会长杰夫率领的飞行员子女代表团访问恩泽医局，他们都是被救飞行员的子女。此行的目的是为了表明立场，以实际行动来反对美国有些政客对中国人民的不友好行为。为此，他们特意制作了一张海报，海报以飞行员合影为背景，下面写着中英文标语："对中国人民为帮助杜立特突击者所做出的牺牲表示最深切的感谢。"并附有飞行员子女代表团所有参与访问恩泽医局成员的签名。

他们一行 24 人来到恩泽医局参观，看到旧址被如此完整地保护下来，无不感到震惊，并纷纷称赞。而当年中国人民冒着生命危险救护他们父亲的事迹更是令其感动，对此，他们一再表示了感谢，说："没有父亲，就没有我们。"代表团还特别邀请了陈慎言之女陈禾，在向她当面致谢的同时，把当年她爷爷和她父亲赠送给飞行员的礼物，又回赠给了陈氏家族。这是一曲唱不尽的中美两国人民用血与火结下的友谊之歌，也是一个永远讲不完的故事。

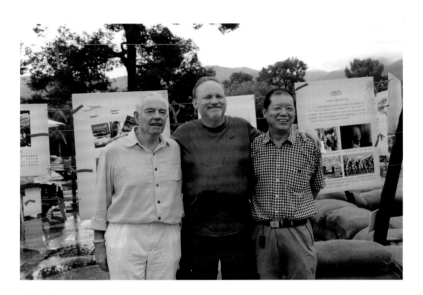

黄米武与白龙、杰夫结下了深厚的友谊

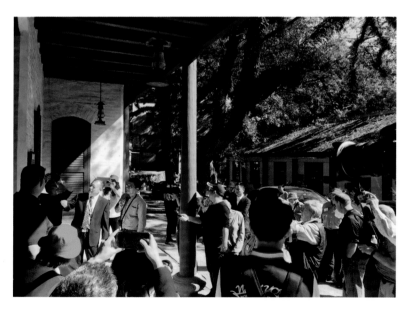

飞行员子女参观当年三名飞行员在清气院南门拍摄照片的现场

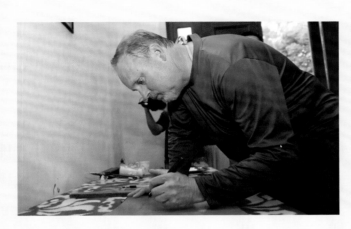

杰夫在嘉宾题名簿上签字留念

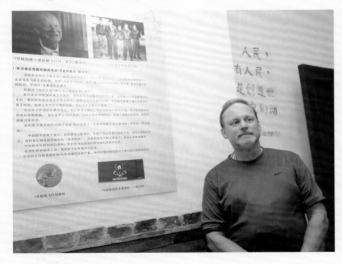

杜立特尔轰炸机队飞行员子女协会主席杰夫与其父亲撒切尔
展板合影

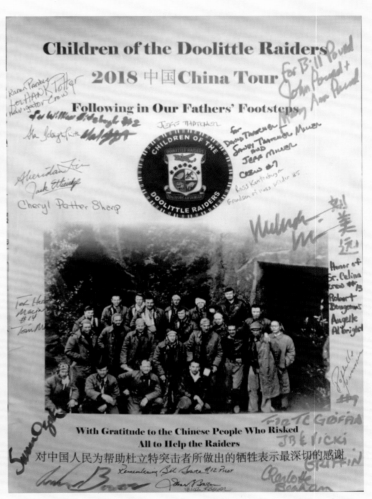

杜立特尔轰炸机队飞行员子女协会制作的海报

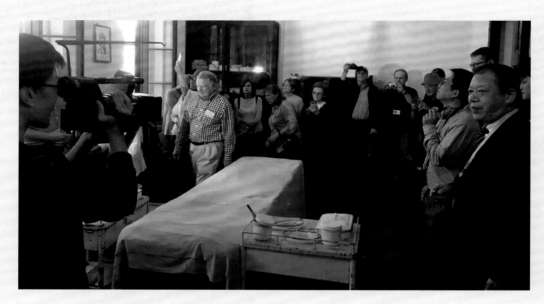

飞行员子女参观当年劳逊进行左下肢截肢手术的手术室

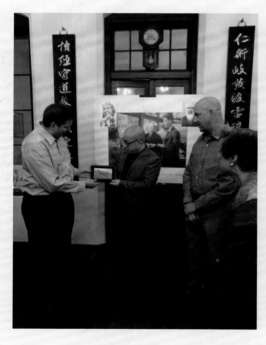

飞行员子女代表把突袭东京的B-25型轰炸机照片赠予梁军波院长

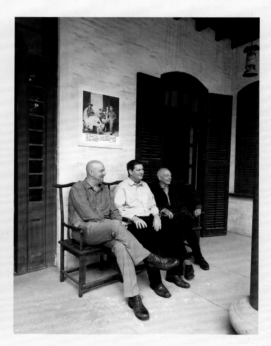

飞行员子女模仿当年父亲的姿势拍照留念

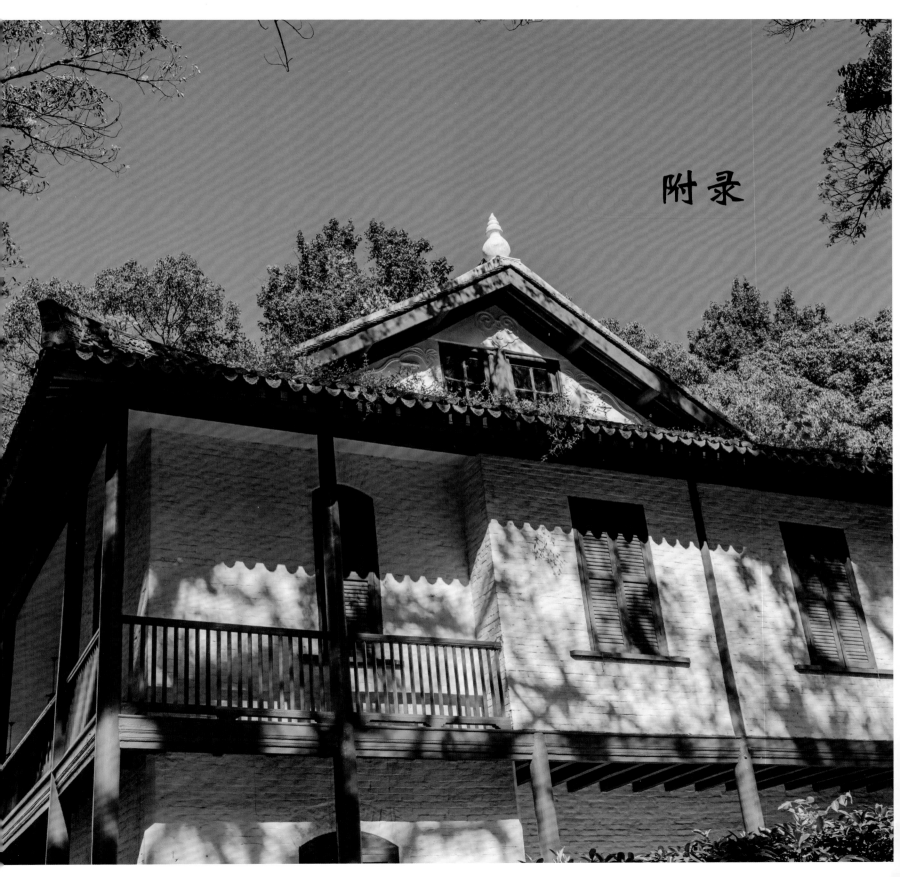

附录

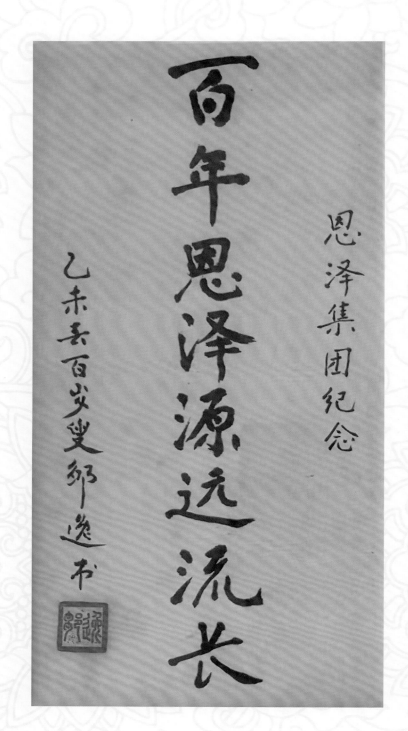

恩泽集团纪念

百年恩泽源远流长

乙未岁百岁双邻逸书

百岁老人邹逸先生作品（赠恩泽院史馆）

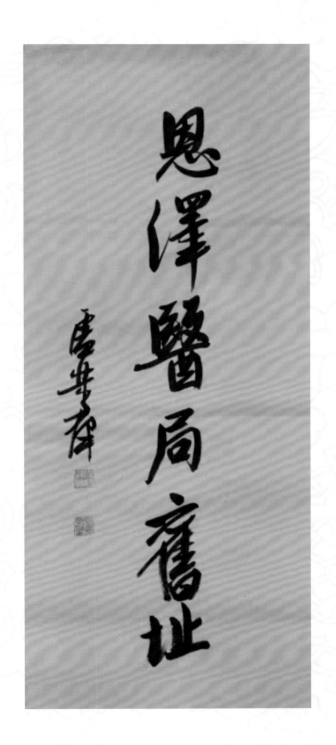

恩澤醫局舊址

著名书法家卢乐群先生作品（赠恩泽院史馆）

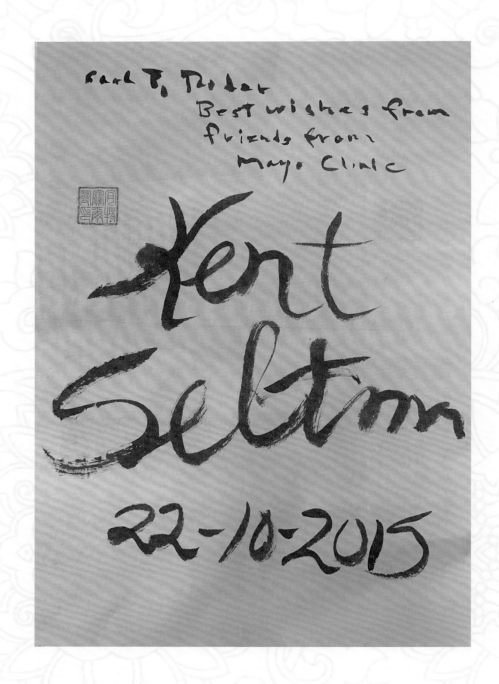

美国梅奥诊疗中心前首席行政
官（CAO）卡尔·T.瑞德英文书
法作品（赠恩泽院史馆）

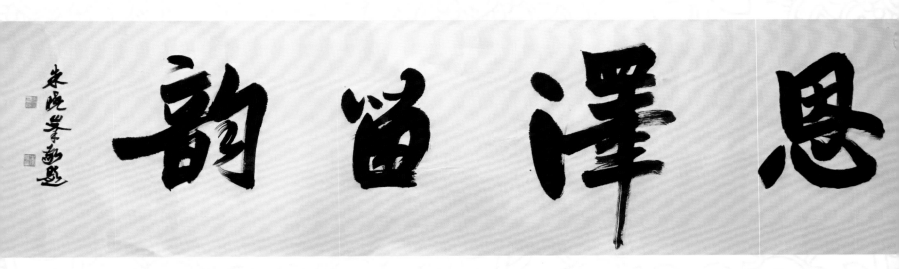

临海市书法家协会主席朱晓峰先生作品（赠恩泽院史馆）

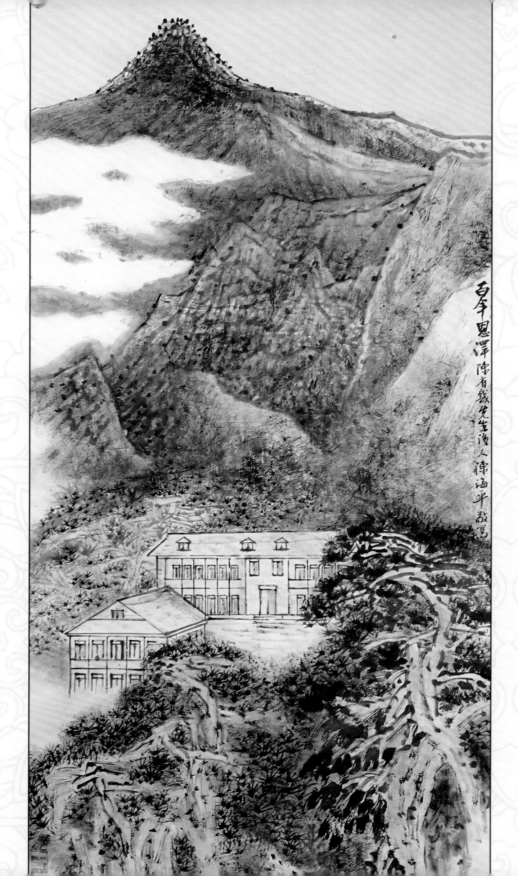

百年恩泽陈省钱先生後人陈海平敬写

陈省几孙陈海平作品（赠恩泽院史馆）

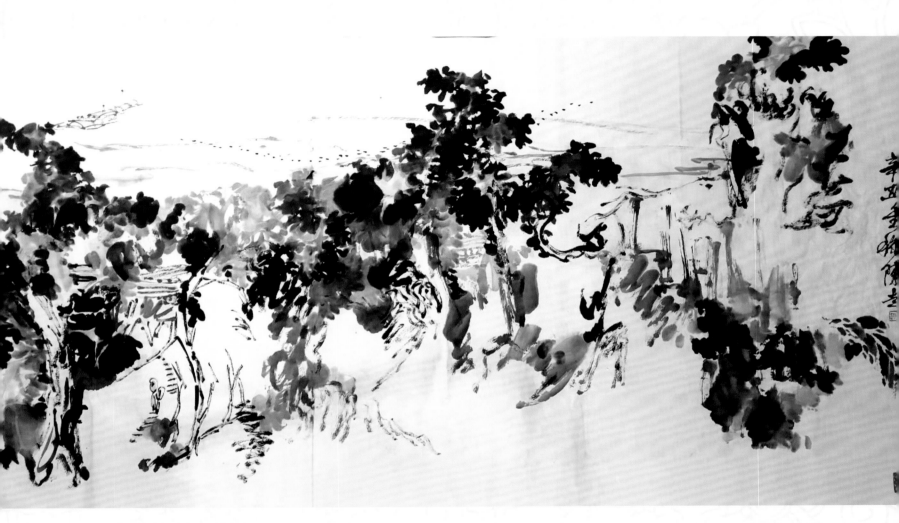

陈剂平孙陈起作品（赠恩泽院史馆）

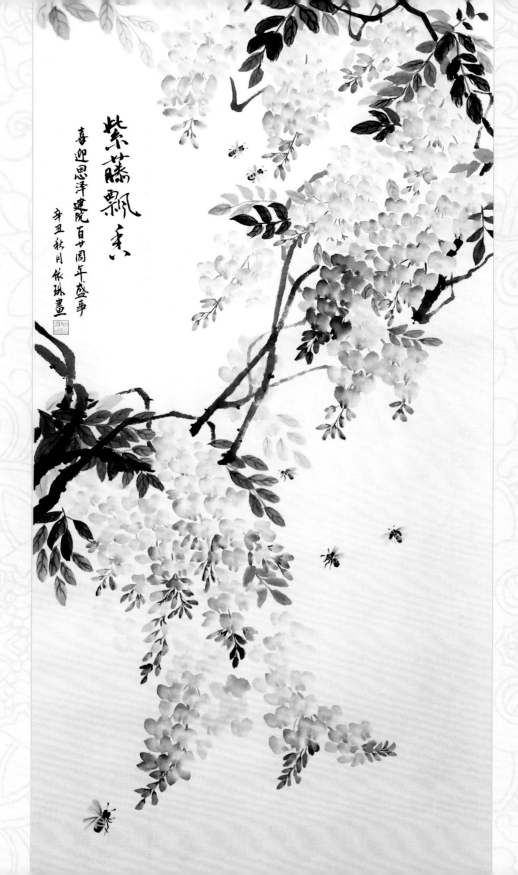

紫藤飘香

喜迎恩泽建院百廿周年盛事

辛丑秋月依琳画

陈省几曾孙女陈依琳作品（赠恩泽院史馆）

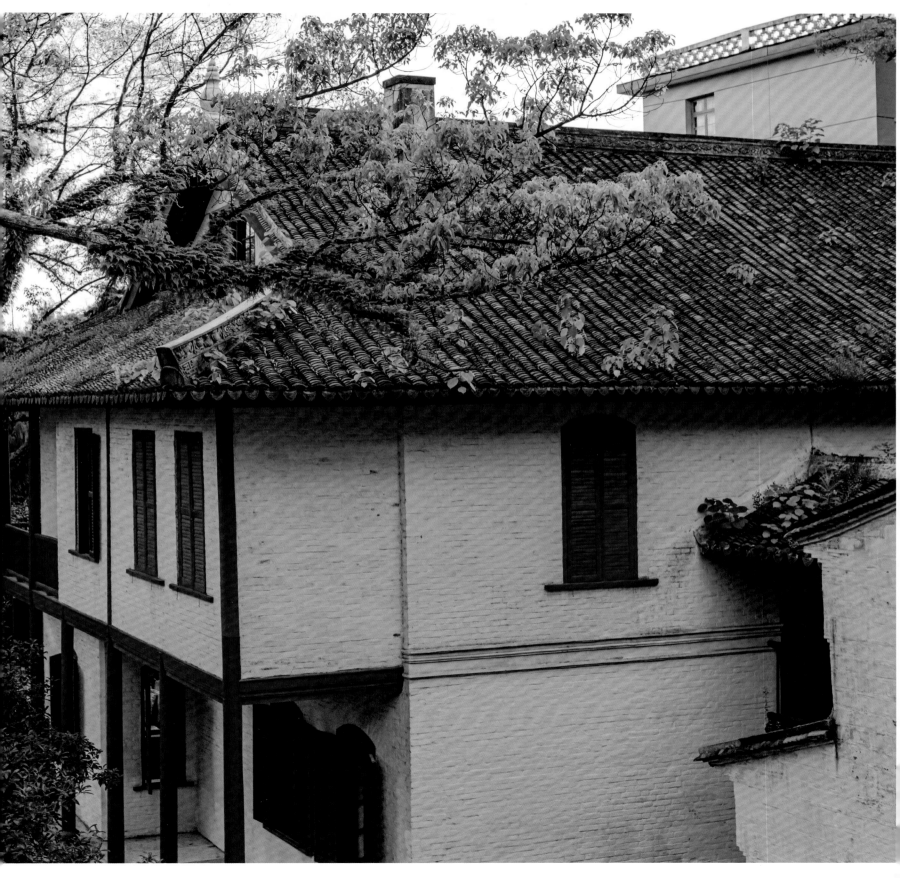

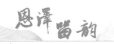

后记

　　二〇二〇年十一月初，接到临海市文物保护所彭所长电话，告知浙江省文物局刚发文件，要在全省评选"不可移动文物保护与利用优秀案例"，恩泽医局旧址被推荐为上报单位。我马上向陈海啸主任汇报。陈主任鼓励说："机会是有的，但需要把握，借此把这几年的工作也梳理一下。"于是启动了申报程序。做好了申报资料和汇报的PPT，报陈主任审核，陈主任回复说：从系统上看，逻辑性还是比较强的，再继续深化，争取在恩泽成立一百二十周年之际，形成图书，争取正式出版。于是，经反复思考将此书定名为《恩泽留韵》，并借此向恩泽诞生一百二十周年献礼。

　　二〇二一年六月二十五日，传来好消息，浙江省文物局公布全省第三届不可移动文物保护利用优秀案例二十一家，恩泽医局榜上有名，为台州唯一一家。于是，更坚定了编写此书的决心，在陈主任的鼓励和支持下，八月，正式启动此书的编纂工作。

　　编纂期间，回顾恩泽医局旧址从临海市保到省保到国保，再创省优案例，一路走来，实属不易。正如浙江日报原副总编辑陆熙先生在恩泽医局嘉宾题名簿上所题："怀着深厚的历史责任感和人文情怀的人，才能保护好这个遗址。海啸院长，了不起！"

　　是啊，若没有"历史责任感和人文情怀"去主动保护，这个建筑群也许早已消失。正如评审专家所言："如果都像恩泽医局那样主动地去保护文物，那就没有什么文物不能被保护下来了。"因此，陈海啸院长二〇〇三年七月份《关于对台州恩泽医局建筑进行保护性修复》的报告，不仅是该不可移动文物的救命书，还为国家保存了"清朝时期西式医院的全部信息"，更为世界反法西斯战争期间中美两国人民的友谊保护了实物见证。对恩泽医局的建筑群而言，这是一份起死回生的文件！

　　尔后的专家论证、房屋修缮、资料挖掘，谁也没有想到，她竟然是全国罕见的保存了清代西式医院全部信息的建筑群，成为"国保"！

　　成书之际，翻阅手中的资料，感恩院领导的历史责任感和人文情怀，感恩一如既往关心和支持的社会各界人士，感恩历届政府的支持，感恩市博物馆、市文保所、古建公司等专业人士的鼎力相助，感恩每一位为该文物的保护和利用做出贡献的同仁和朋友。

　　成书之际，我们感谢所有帮助过我们的人，特别感谢白龙、方永乐、方莹莹、孙星达 、池健、刘美远、朱磊、朱小敏 、许少华、许从伟、苏小锐、吴践帆、陈起 、陈海平、陈英甄、陈笑迟、张文达、张新、郑伟勇、侯俊、林福禧、金利康、施士雄、郭庆良、徐三见、徐颖鹤、章永芳、黄大树、黄米秀、黄晨笑、彭连生、褚学军、戴岳楚，以及杭州晓钟文化策划有限公司的陈钦周、俞慧龙、沈邱雅、顾盛华等人员。

黄米武

二〇二一年十二月

图书在版编目（ＣＩＰ）数据

恩泽留韵 ： 恩泽医局旧址保护利用创新之路 / 台州
恩泽医疗中心（集团）编. -- 杭州 ： 西泠印社出版社，
2021.12
　　ISBN 978-7-5508-3601-3

　　Ⅰ. ①恩… Ⅱ. ①台… Ⅲ. ①医院－介绍－临海
Ⅳ. ①R197.3

中国版本图书馆CIP数据核字(2021)第248634号

图文编辑　俞慧龙　黄晨笑　沈邱雅
封面题字　朱晓峰
封面配图　方永乐
摄影供图　褚学军　侯　俊　方永乐　沈　霄　朱　磊　林　鹏

恩泽留韵——恩泽医局旧址保护利用创新之路

台州恩泽医疗中心（集团）　编

出 品 人　江　吟
责任编辑　朱晓莉
责任校对　徐　岫
责任出版　李　兵
排版设计　顾盛华
出版发行　西泠印社出版社
地　　址　杭州市西湖文化广场 32 号 5 楼（邮政编码：310014）
电　　话　0571-87243279
经　　销　全国新华书店
印　　刷　杭州宏雅印刷有限公司
开　　本　787mm×1092mm　1/12
印　　张　12.5
字　　数　130 千
印　　数　0001－1000
版　　次　2021 年 12 月第 1 版　第 1 次印刷
书　　号　ISBN 978-7-5508-3601-3
定　　价　128.00 元